Norbert Messing

Die Praxis der Entschlackung

- *Harmonische Gewichtsreduktion*
- *Entgiftung des Zell-Milieus*
- *Immunstimulation*
- *Revitalisierung elementarer Lebensfunktionen*

VERLAG GANZHEITLICHE GESUNDHEIT

2. Auflage 1996

Druck und Herstellung: Druckerei Steinmeier, Nördlingen

ISBN 3-927124-18-4

Inhaltsverzeichnis

Vorwort

Der Mensch ist eine Einheit von Körper und Geist. Zwischen beiden herrscht ein regerer Austausch als wir es uns bewußt machen, und unser stolzes Ich-Bewußtsein thront alles andere als erhaben über den Niederungen der Leiblichkeit, sondern steht und fällt mit deren Funktionstüchtigkeit.

Der freie Flug der Gedanken wird schon durch einen kleinen Schmerz gebremst; und haben wir wir uns etwa den Magen gründlich verdorben, so wird daraus schnell eine klägliche Bruchlandung.

Dies alles lehrt: Selbstverwirklichung, Persönlichkeitsentfaltung geht auch (und vor allem) durch den Magen und die anderen Organe unseres Leibes.

Es ist offenkundig: bei vielen Mensch wächst das Bedürfnis, sich innerlich -moralisch, spirituell- zu läutern. Was heißt in diesem Zusammenhang »läutern«? Nichts anderes als die edlen -geistigen- Elemente in uns von den -erdhaften- Schlacken zu befreien. Dieser Prozeß hat jedoch eine eminent körperliche Entsprechung. Wie anders könnte es sein, daß sich jedes Jahr aufs neue, besonders im Frühjahr, der Wunsch nach einem solchen Großreinemachen im Organismus einstellt, danach, angesammelten Ballast abzuwerfen?!

Heute können wir dieses ursprüngliche kreatürliche Anliegen mit mehr Vernunft und Durchblick angehen. Wir wissen besser, was sich im Körper abspielt oder abspielen sollte; wir kennen Hindernisse und Gefahren, die dabei in den Weg kommen können.

So soll in diesem neuen Buch von den großen Chancen einer neuzeitlichen Form der Entschlackung und Entgiftung die Rede sein. Wir wollen Anregungen geben und einen Eindruck davon vermitteln, daß eine solche Frühjahrskur uns keine unzumutbaren Anstrengungen oder bloße Entbehrungen auferlegt - und dabei gleichwohl doch effektiv und verjüngend auf unseren Körper einzuwirken vermag.

Noch mehr: wir wollen zeigen, daß Gesundheit etwas an sich »einfaches« ist. Denn was könnte selbstverständlicher sein, als daß die Bahnen des Austausches, die alle Zellen verbinden und das Leben im Fluß halten, den Schlüssel für unser Wohlergehen bilden? Wir haben es selbst in der Hand, hierauf Einfluß zu nehmen. Wie, das zeigt mit vielen praktischen Hinweisen der vorliegende Ratgeber.

Tun wir also etwas dafür, die Grundregulationen der körperlichen Erneuerung permanent zu stärken!

Zur Einleitung

Berichtigung eines Mißverständisses

Sie wollen durch Fasten bloß ein wenig abnehmen? Dann vergessen Sie die Sache! Es gibt einfachere und nachhaltigere Annäherungen ans Normal- oder Idealgewicht, und auch die Fastenbefürworter sollten nicht ganz aus den Augen verlieren, daß ein so tiefgründiger Eingriff ins Körpergeschehen wie der weitgehende Nahrungsverzicht durchaus gewisse Risiken beinhaltet. Unverantwortlich ist es beispielsweise, auch Untergewichtigen strenge Fastenkuren zu empfehlen (zur »Erneuerung ihrer Gewebe«). In solchen Fällen kann die Schwelle zu zwanghaftem, krankhaftem Eßverhalten bis hin zur Magersucht leicht überschritten werden. Fasten ist das klassische Mittel der seelisch-körperlichen Selbstreinigung, erfordert jedoch einiges an Vorbereitung, Einstimmung, Kenntnisse und vor allem Anleitung (grundlegende Informationen hierzu finden Sie im »Ratgeber Fastenkuren« der Ärztin Dr. Marlies Armbrüster, siehe im Anhang dieses Buches) und kann, muß jedoch nicht Teil einer wirksamen Entschlackungskur sein.

Wie zu beobachten ist, befindet sich die Beurteilung des Heilfastens gegenwärtig im Fluß. Fastengetränke, Gemüsesuppen, (honiggesüßte) Tees gehören ohnehin schon seit Buchinger zum Standardprogramm. Manchmal kombiniert man das Ganze auch mit Kur-Molke-Getränken und ähnlichem.

Damit bewegen wir uns schon auf die anderen, entschlackenden Ernährungsweisen zu. Denn wann endet das Fasten und geht in »richtiggehende« Nahrungsaufnahme über? Bei »fester« Nahrung etwa, wie man oft sagt? Wo liegt dann der Unterschied zwischen frischem Apfelsaft und der gründlich gekauten, durch gutes Einspeicheln verflüssigten Frucht?

Auf jeden Fall sehen wir, daß hier die Übergänge durchaus nicht schroff, sondern fließend verlaufen. Und so können wir im Alltag -ohne uns dem strengen »Fastenregiment« zu unterwerfen- manche der dem Fasten innewohnenden Möglichkeiten nutzbar machen und in gewisser Hinsicht sogar noch steigern, indem wir nämlich etwas für den Körper sehr überraschendes tun: den Wirkstoffen Vorfahrt gegenüber den Nährstoffen einräumen!

Warum auch und gerade beim Fasten »Vorfahrt für Vitalstoffe«?

Zwar wird dem Körper beim Fasten kaum Nahrung zugeführt, und entsprechend weniger Vitalstoffe werden zum Zwecke der Verdauung benötigt. Stoffwechsel- und vielfältige Auf- und Abbauprozesse finden jedoch weiterhin und sogar noch verstärkt statt. Die Zellen benötigen nichtsdestotrotz also unvermindert nicht nur Nährstoffe, sondern auch Spurensubstanzen für Ihre Erneuerung. Dies ist der Grund dafür, daß man beim Fasten heute immer größeres Gewicht auf die Zufuhr von Vitaminen und Spurenelementen legt.

Eine solche Praxis ist nämlich die vorteilhafteste Form der Verkehrsregelung im Infrastruktur-Netz des Organismus, und sichert am zuverlässigsten das reibungslose, unfallfreie Funktionieren - also Gesundheit.

Die Hauptschauplätze der Entschlackung

1. Teil: Von Urmeeren und Transitstrecken

Die Ärztin Sigrid Das hat jedem Stoffwechsel, der im Darm seinen Ausgang nimmt, einmal mit einem »Urmeer« verglichen. Hier spielen sich Vorgänge ab, die für die Lebenserhaltung von entscheidender Bedeutung sind. Nährstoffe werden zerlegt, »gebrauchsfertig« gemacht, und die entsprechenden passenden Werkzeuge -Enzyme in großer Zahl mit ihren Wirkkomponenten (Vitamine, Mineralstoffe, Spurenelemente)- kommen zum Zuge.

Dieses Urmeer jedoch »machen« wir täglich selbst, vornehmlich durch das, was wir von außen zuführen. Oft gleicht es deshalb eher einem See, der gerade dabei ist, »umzukippen«, seine Funktion als Lebensträger einzubüßen.

Übermäßige und fehlerhafte Ernährung führt zu gefährlichen Verschiebungen innerhalb der Darmflora - aus einem Gesundbrunnen und einer Barriere gegen schädliche Einflüsse wird so urplötzlich ein Gesundheitsrisiko erster Ordnung.

Die Entschlackung greift zuerst an diesem Punkt ein, bei der Reinigung des »Urmeeres«, der Voraussetzung dafür, daß die grundlegenden Umsetzungsprozesse sich wieder frei vollziehen können.

Keine der zivilisatorisch bedingten körperlichen Fehlsteuerungen läßt sich jedoch auf den Darm beschränken. Denn die Wirk- und Nährstoffe haben einen Bestimmungsort: die Körperzellen. Feine arterielle Verästelungen weisen hier den Weg zu den »Transitstrecken des Zelle-Milieu-Systems« (Dr. Sigrid Das). Bis hierher, ins Bindegewebe (Mesenchym), muß die Reinigung und Regeneration dringen. Es muß dabei gelingen, die Stoffwechselrichtung umzukehren: von der Anhäufung von Material zu dessen Abbau. Gelingt dies, so öffnet sich der »mesenchymale Großraum«, und dadurch werden dort befindliche Ablagerungen »dem Abbau durch innere Verdauung bzw. der Ausscheidung zugänglich gemacht« (Fahrner).

Ein derartiges Unterfangen, so wird ein jeder leicht verstehen, ist keine Kleinigkeit. Hier hilft es nicht, seinen »Entschlackungstee« zu trinken und zu meinen, damit seine Schuldigkeit getan zu haben.

Um nur ein Beispiel zu nennen: ohne sportliche Betätigung werden wir den mikrozirkulären Stoffwechsel nie so nachhaltig in Bewegung bringen, daß die Erneuerung gewissermaßen bis in die Fingerspitzen dringt.

Auf einen Faktor kommt es jedoch ganz besonders an, und auch dieser wird in aller Regel in der entsprechenden Literatur unerklärlicherweise unbeachtet gelassen: auf das richtige Verhältnis der beiden Mineralstoffe Natrium und Kalium.

Schlacken heraus-»pumpen«!

Ein unerhört wirkungsvolles Hilfsmittel bei der Reinigung der Körpergewebe ist die »Umkehrung« des mißratenen Kalium-Natrium-Verhältnisses in unserer Nahrung.

Letzterer Mineralstoff überwiegt auf dem modernen Speisezettel vor allem wegen des großzügigen Verbrauchs von Kochsalz und zwar in einem solchen Ausmaß (etwa im Verhältnis 4:1), daß aus dem Nutzen (der Körper benötigt das Mineral) leicht Schaden wird.

Kalium ist wichtig für die Regenerationsfähigkeit der Zellen. Bei Anspannungen dringt Natrium ein und Kalium wird abgegeben. Dies muß wieder ausgeglichen werden; und die »Rückeroberung« der Zellen durch das Kalium geht einher mit einer Vitalisierung der Lebensfunktionen.

Durch Säfte, Rohgemüse und Obst stellen wir den Stoffwechsel auch unter diesem Gesichtspunkt wieder vom Kopf auf die Beine und kehren zu einem deutlichen Übergewicht des Kaliums gegenüber seinem Pendant und Gegenspieler Natrium zurück. Die hohen Kalium-Zufuhren (vergleichen Sie weiter unten die Inhaltsangaben von Obst- und Gemüsesorten!) bringen Natrium zur Ausscheidung. Allein schon durch die Aktivierung dieses Austauschprozesses werden die Reinigungsvorgänge beispielsweise im Bindegewebe angestoßen. In diesem wichtigen Bereich der Grundregulation erfüllt das Kalium -bzw. ein angemessenes Kalium-Natrium-Verhältnis- wichtige Funktionen. Es bietet die sicherste Gewähr dafür, daß hier der Austausch zwischen Blut und Organzellen nicht im Verlaufe des »Transits« auf der Strecke bleibt. Dies ist nicht mehr sichergestellt, wenn in diesen Arealen Natrium und andere Stoffwechselprodukte »auf Halde« abgelagert werden: »Anreicherung von

Natrium im Grundgewebe stört auch die Kapillargefäße, die im ganzen Körper das Grundgewebe berühren. Sie weckt die Bereitschaft zu gesteigerter Gefäßdurchlässigkeit, Engerstellung ihrer Lichtungen und korkenzieherartiger Aufschlängelung. Die Blutströmung in den Kapillaren wird hierdurch behindert. Eine Blutdruckerhöhung oder gesteigerte Entzündungsbereitschaft können die Folge sein« (Marlis Weber).

Die besondere Kur- und Entschlackungswirkung frischgepreßter Säfte, auf die wir noch ausführlich zu sprechen kommen werden, resultiert also nicht zum geringsten Teil aus dem Einfluß auf diese wichtige »Grundbefindlichkeit« des Körpers, auf dem hohen Anteil des Mineralstoffs Kalium gegenüber seinem Antagonisten Natrium. »Entschlakkung« heißt hier u.a., daß das Grundgewebe von Natrium-Überschüssen frei wird, wobei die Reinigung jedoch auch andere Altlasten erfaßt, einfach dadurch, daß der Körper auf Ausscheidung schaltet - und dies strahlt aus bis in die feinsten Blutgefäßverästelungen und äußert sich mitunter ziemlich rasch in einer Regulierung überhöhten Blutdrucks.

Statt den Fettpölsterchen »schmilzt« oft der Bizeps!

Noch ein notwendiger Hinweis: Auch wenn im folgenden sehr viel von Ernährung, von Kräutern, Säften und Rohkost die Rede sein wird, dürfen wir die Notwendigkeit eines begleitenden, unterstützenden Bewegungsprogrammes für die Ausleitungs- und Erneuerungsprozesse des Körpers keinesfalls außer acht lassen. Sonst kann es uns passieren, daß beim »Abspecken« der Bizeps schmilzt und nicht der »Schwimmgürtel«. So jedenfalls das Ergebnis einer Studie der New Yorker Rockefeller Universität, die zutage förderte, daß bei untersuchten Reduktionsdiäten der Gewichtsverlust -abgesehen von einer starken Ausscheidung von Wasser- vor allem auf den Eiweiß- und nicht den Fett-Abbau zurückging, und zwar zu über 90%! Geopfert wurde also wichtiges Muskelgewebe, nicht etwa irgendwelche überflüssigen »toxischen Eiweißeinlagerungen«. In Mangelsituationen nimmt der Körper eben was er bekommt. Es wäre blauäugig, den dabei ablaufenden Vorgängen eine höhere Vernunft als das »Gebot der Not« zuzuschreiben.

Eine Frühjahrs-, Entschlackungs- oder Reinigungskur ohne sportliche Betätigung bleibt deshalb Stückwerk. Hochleistungen müssen und sollen es natürlich nicht sein, dafür aber Wandern, Schwimmen, leichter Dauerlauf, Reiten, Gymnastik.

Die Praxis der Entschlackung

Die drei »Kernstücke« der Entschlackung

Wer in der glücklichen Lage ist, sich für eine Frühjahrskur Urlaub nehmen zu können, der sollte eine solche Gelegenheit wahrnehmen. Meist werden wir uns jedoch damit bescheiden müssen, das Unternehmen berufsbegleitend in Angriff zu nehmen, was deshalb nicht weniger erfolgreich sein muß.

Deshalb hier einige Empfehlungen, die -anders als im Falle strenger Fastenkuren- sehr gut und problemlos in den Alltag eingebettet werden können.

1. Praktizieren Sie während der Woche das sog.
Morgenfasten.
Das heißt: bis Mittag nehmen Sie keine feste Nahrung zu sich, stärken sich vielmehr nach dem Aufstehen und zwischendurch mit frischgepreßten Zitronen-, Apfelsinen- oder Grapefruitsäften sowie Kräutertee (eventuell mit etwas Honig gesüßt).

- Wichtig: trinken Sie die Säfte nur verdünnt mit (Mineral-) Wasser und leicht warm. Und schütten Sie das Ganze nicht in sich hinein. Gewöhnen Sie sich vielmehr an, die Säfte in kleinen Schlucken zu trinken, sie gegebenenfalls löffelweise zu »essen«. Nutzen Sie die dafür nötige Zeit, um sich zu entspannen, Abstand zu gewinnen.
- Essen Sie spätestens gegen 18 Uhr zu Abend.
Auf diese Weise hat der Organismus bis zum nächsten Mittag gut 18 Stunden Schonprogramm. Auch dies hilft dabei, den Körper auf Ausscheidung umzuschalten.
- Als Tee -morgens und abends zu trinken sowie nach Bedarf während des Tages- empfiehlt sich die Wahl eines »angemessenen« Heilkrautes. Der nervöse Zeitgenosse sollte beruhigende, ausgleichende Impulse suchen, also z.B. zu Johanniskraut, Hopfen, Melisse oder Baldrian greifen. Bei empfindlichem Magen empfehlen sich Anis oder Fenchel, Kamille und Pfefferminze. Wer rheumatische Beschwerden

oder Stoffwechselprobleme hat, sollte sich eine Mischung aus typischen Entschlackungshilfen wie Löwenzahnkraut, Brennessel, Birkenblätter oder Spitzwegerich zusammenstellen. Die einzelnen Heilkräuter sind in Apotheken erhältlich; man kann jedoch auch fertige »Blutreinigungs«-Teemischungen in Reformhäusern, Apotheken oder Drogerien erhalten.

Empfehlung von Dr. A. Vogel, dem schweizerischen Naturarzt: aus frischen Blüten (Huflattich) und Frühlingsblättern (Himbeere, Brombeere, Weißdorntriebe, Erdbeere, Birke, Spitzwegerich) läßt sich ein sehr wirkungsvoller Frischblüten- oder Grüntee bereiten, der dem Körper Mineralien zuführt und die Ausscheidungsvorgänge anregt.

Exkurs: Der Erfinder der Frühjahrskur

- Ein kleines Denkmal für einen vergessenen Arzt -

Wußten Sie übrigens, wer die Frühjahrs-, Herbst- oder Blutreinigungskuren im modernen Sinne erfand?

Es war der englische Arzt John Brown, der im 18. Jahrhundert lebte.

Heute ist er vergessen und nur noch einigen wenigen Fachleuten und Medizinhistorikern ein Begriff.

Hufeland, der Autor der »Makrobiotik« bezog sich ausdrücklich auf Brown. Vor allem auf dessen Tee-Rezeptur und -man höre und staune- die Kräutersaft-Mischungen. Acht bis vierzehn Tage, so eine »bewährte Verordnung« wurde beispielsweise jeden Morgen eine Schale mit einem Aufguß an »unreifen Pomeranzen, Chinarinde, Angustura und Baldrian« getrunken.

Hufeland meinte dazu, daß die Rezeptur wohl die Empfindlichkeit bei grassierenden Epidemien herabsetze, also die Widerstandskraft stärke.

Aus heutiger Sicht sind solche Verordnungen natürlich nicht mehr zur Nachahmung zu empfehlen. In der Sache selbst lag Brown jedoch richtig, vor allem mit der kurmäßigen Anwendung, die das Kernstück einer jeden Entgiftungs- und Regenerationsbemühung ausmacht.

2. Intensivieren können Sie die Wirkung des Morgenfastens dadurch, daß Sie es an zwei oder mehr Tagen in der Woche bei den »richtigen Mahlzeiten« mit **reinen Obst-, Gemüsespeisen** bewenden lassen (gegebenenfalls unter Einbezug von einigen Nüssen).

Trumpf sind dabei frische, unerhitzte Lebensmittel und Spezialitäten wie Rhabarber (regt die Stoffwechselfunktionen an, sollte jedoch wegen des Oxalsäure-Gehaltes in kleinen Portionen und nicht unbedingt täglich gegessen werden).

Mittags z.B. ein großer Grünblätter-Salat mit Radieschen und feingeraspelten Möhren, angemacht mit frischgepreßtem Zitronensaft und abgeschmeckt mit Salatkräutern.

Empfehlung von Dr. A. Vogel: Sammeln Sie, wenn möglich, frische Blätter und Blattschößlinge von Brennessel und Spinat, und geben sie diese kleingehackt zur Salattunke.

Am Nachmittag ist als Zwischenmahlzeit etwas Obst angesagt: beispielsweise zwei Äpfel, gründlich in warmem Wasser gewaschen, entkernt und in feine Streifen geschnitten.

Auch hier gilt: Langsam essen, gründlich kauen, die Essenspause zur Muße und zum Abschalten benutzen.

Abends kann man sich einen kleinen Salat bereiten und diesen, um ihm etwas mehr »Gehalt« zu geben, mit einigen wenigen feingehackten Mandeln oder Nüssen überstreuen.

Gegen aufkommende Hungergefühle hilft oft eine Tasse Kräutertee (eventuell mit etwas Honig).

Sehr gute Kur-Erfolge sind damit zu erzielen, daß man sich an solchen Rohkosttagen auf eine Obstsorte beschränkt, etwa auf Apfelsinen (8 bis 10 Stück), Äpfel (6-8 Stück), Erdbeeren oder Kirschen (1 - 2 kg).

Grundrezept zur Frischobstdiät nach Prof. Heupke:

Jeweils an einem Tag der Woche kann/soll man, verteilt auf etwa 5 Mahlzeiten oder mehr, folgende Obstarten zu sich nehmen:

Äpfel (ca. 400 g)
Birnen (ca. 700 g)
Bananen (ca. 400 g)

Vorteile: Man konsumiert dabei allenfalls 700 Kalorien (kcal); erhöhte Harnsäurebelastungen und Blutfettwerte werden vermindert.

Exkurs: Salatbar im All

Wie unverzichtbar die Frischkost für die menschliche Gesundheit ist, hat in den vergangenen Jahrzehnten die bemannte Raumfahrt erwiesen. Zwar enthalten die bis heute entwickelten »Astronauten-Diäten« alle uns bekannten lebenswichtigen Nähr- und Wirkstoffe. Dennoch erweisen sie sich auf längere Frist gesehen als unvollständig, nicht vollwertig.

Auch dies ist ein Hinweis darauf, daß sich in lebendiger Pflanzenkost weitere noch unbekannte -bzw. in ihrer Bedeutung nicht erkannte- Inhaltsstoffe verbergen, die wir uns im Hinblick auf unser Wohlergehen ständig zuführen sollten.

Bei der NASA, der amerikanischen Raumfahrtbehörde, hat man dieser Erkenntnis Rechnung zu tragen versucht, indem man Anfang der 90er Jahre mit hohem technischen Aufwand eine Art »Salatmaschine« entwickelte, die es den Raumfahrern erlauben soll, sich auf ihren Flügen mit Frischkost (Kopfsalat, Radieschen, Tomaten, Gurken, Zwiebeln) zu versorgen (DER SPIEGEL, 35/1990).

Wir, die wir mit hoffentlich »festen, markigen Knochen auf der wohlgegründeten, dauernden Erde wandeln« dürfen (Goethe in seinen »Grenzen der Menschheit«), haben es bedeutend leichter, uns mit solchen Vitalitätsquellen zu versorgen. Entweder durch frisches Gemüse und Frischkräuter vom Markt oder mit Hilfe von selbstgezogenen Keimen und Sprossen.

3. Wer nach intensiveren Wirkungen strebt -und es sich in gewisser Weise sogar etwas leichter machen will-, der verlegt sich an einem oder zwei Tagen pro Woche auf **reine Safttage**.

»Leichter« macht er es sich deshalb, weil psychologisch gesehen es sich oft als unproblematischer erweist, ganz auf feste Nahrung zu verzichten als diese einzuschränken. Safttage eignen sich besonders für die Wochenenden, sie können jedoch auch neben der Arbeit durchgeführt werden.

In letzterem Falle kann man seine Säfte morgens frisch pressen und während des Tages in kleinen Portionen verdünnt trinken.

Besonders intensiv spürt man die dabei frei werdenden reinigenden Kräfte, wenn man sich nicht nur auf bequem zu bereitende Zitrusfrüchte beschränkt, sondern auch aus Gemüse frische »Drinks« oder »Cocktails« zusammenstellt. Dazu bedarf es jedoch eines deutlich größeren Aufwandes und spezieller Geräte. Auch sollten gerade Säfte beispielsweise aus grünen Blättern möglichst unmittelbar nach dem Pressen oder Zentrifugieren getrunken (besser: »gegessen«) werden, da sich die besonderen gesundheitswirksamen Komponenten schnell verflüchtigen, sind sie erst einmal aus dem Gesamtzusammenhang des pflanzlichen Organismus gerissen.

Für sämtliche Variationen von Entschlackungsmaßnahmen gilt: meiden Sie alle Speisen und Getränke, denen zusätzlich Kochsalz beigegeben wurde, und nehmen Sie zur Geschmacksaufbesserung allenfalls Gewürze, am besten frisch aus dem Garten, vom Markt oder zumindest vom Fensterbrett.

Natriumchlorid (Kochsalz) in Grenzen ist gewiß nicht schädlich. Nur ein Teil der Bevölkerung reagiert darauf mit Blutdruckerhöhung. Auf jeden Fall behindert ein Übermaß -wie es heute die Regel ist- jedoch die Umstellung des Organismus vom Konsum auf Ausscheidung. Deshalb also: Vorsicht auch vor verstecktem Kochsalz in der Nahrung!

Frisch gepreßt und gleich getrunken

Im Hinblick auf die Entschlackung sind Frischpflanzensäfte sicherlich ein Kernstück einer jeder Kur. Man stelle sich nur vor, welch hohes Ansehen seit jeher einfache Kräutertees in der Volksmedizin besaßen. Hierbei wird die Pflanze zuerst getrocknet; dann löst man daraus durch Aufbrühen von heißem Wasser (oder längeres Ziehenlassen in kaltem) wirksame Inhaltsstoffe.

Ergebnis: eine im Vergleich zu den Gehalten der frischen Pflanze recht kümmerliche Ausbeute, bei der ein Großteil der Aromastoffe, ätherische Öle, Vitamine und anderer Spurenstoffe verlorengegangen ist. Und doch: selbst dieser müde Abglanz einstiger Größe entfaltete seit vielen Jahrhundert noch seine wohltuenden Effekte - um wieviel mehr werden wir gewinnen können, wenn wir uns wieder auf die eigentliche Quelle des Kräutersegens besinnen: die vitale Pflanze selbst?

Der frische Saft ist hier ein guter Vermittler, und die nachhaltigsten Erfolge werden wir erzielen können, wenn wir uns dieses Potential einerseits kurmäßig erschließen (zu bestimmten, besonders geeigneten Jahreszeiten wie Frühling, Frühsommer oder zur Erntezeit), andererseits dieses Element jedoch auch in unsere alltägliche Küchenpraxis »einfließen« lassen.

Säfte sind so etwas wie Nahrung in ihrer reinsten Form: freigesetzt aus den Zellen, deren Wände das flüssige Plasma umschließen. Fast alle Wirkstoffe, die unser Stoffwechsel benötigt, sind hier konzentriert und gut verwertbar enthalten, vor allem jene Elemente, die gebraucht werden, um verbrauchte Strukturen zu ersetzen. Unser Körper befindet sich ständig in einer Art »Rundumerneuerung«. Bis zum Tode geht dieser Prozeß voran, und die sog. Alterserscheinungen resultieren zu einem wesentlichen Teil daraus, daß wir den Körper und seine Reparaturmechanismen im Stich lassen. Streß, Unruhe, Überarbeitung, fehlende Nachtruhe, ungenügende entspannende Dauerbewegung überlasten diese Systeme chronisch; in noch viel stärkerer Weise wirken Genußmittelmißbrauch, Überernährung, der Mangel an ursprünglicher Nahrung.

Hier sind die Säfte ein -fast- unverzichtbares, ausgleichendes Moment.

Sie vermitteln das lebensfrische Plasma der Zellen, »ein Stoffgemisch, in dem die verschiedensten Salze gelöst sind, Eiweißstoffe für Wachstum und Aufbau sich befinden, Zuckersubstanzen, Vitamine, Bitterstoffe, Gerbstoffe und v.a.« (Hermann Gerhard).

Natürlich gibt es zu den Säften auch kritische Stimmen, dies sei nicht verschwiegen. Dr. Bruker, der erfahrene Kliniker und Ernährungsforscher, rät beispielsweise zu recht: »Essen Sie lieber den ganzen Apfel, anstatt Apfelsaft zu trinken«. Und es ist sicherlich auch richtig, daß Obstsäfte keine Getränke sind, sondern flüssige Nahrungsmittel. Noch mehr (oder weniger): es handelt sich um Teilnahrungsmittel; es fehlen den Säften z.B. die Faserstoffe, auch Vitamine und Mineralstoffe gehen durch das Pressen verloren.

Weiterhin: Durch Säfte kann man sich unangemessen große Mengen an Früchten zuführen. Und die Stoffwechselabläufe, die Organe werden durch solche überraschenden Belastungen möglicherweise (über-) strapaziert, ähnlich wie im Falle der raffinierten Kohlenhydrate, welche die Bauchspeicheldrüse und die darin befindlichen Langerhansschen Inseln ermüden.

Andererseits, dies muß man auch wissen, bringt die Zubereitung von Obst und Gemüse als Saft auch ihre Vorteile: das Carotin aus Möhren etwa kann unsere Verdauung viel besser verwerten, wenn zuvor die Zellwände mechanisch zerstört wurden.

Auch Dr. Bruker läßt beispielsweise Fastentag oder Fastenkuren durchaus gelten. Und was wir im Zusammenhang mit der Entschlackung empfehlen, sind keine »Ausschweifungen«, keine »Überschwemmung« der Verdauungsorgane mit konzentriertem Pflanzensaft. Wohldosierte Qualität steht im Vordergrund, nicht die Quantität.

Und klar ist auch: allein von Säften könnte der Mensch nicht existieren. Die Verdauung, das hat die Ernährungswissenschaft in den vergangenen Jahrzehnten lernen müssen, benötigt auch Faserstoffe, also den »Ballast« aus den umschließenden Wänden der Zellen. Sie geben dem Nahrungsbrei Fülle und sorgen dafür, daß Bewegung in den Darm kommt. Außerdem helfen Ballaststoffe mit dabei, eine physiologisch erwünschte Darmflora aufzubauen, und sie sind auch in der Lage, Giftstoffe aus Stoffwechselprozessen bzw. solche, die durch die Nahrung zugeführt wurden, zu binden.

Diese Zusammenhänge sind es übrigens, die den Grund legen für die bedeutende Rolle gerade des Apfels innerhalb der Entgiftung und bei der permanenten Entschlackung durch einen vernünftigen, durchdachten Kostplan. Diese Frucht enthält nämlich in besonderem Maße einen

Ballaststoff ganz eigener Art, und zwar das Pektin (näheres weiter unten), das sich auch im Saft wiederfindet.

Apfelsaft sollte deshalb -nicht nur aus geschmacklichen Gründen- möglichst vielen Cocktails beigemischt werden, vor allem deshalb, damit die vermehrt anfallenden Abbauprodukte im Körper neutralisiert werden und keinen Schaden anrichten können.

Vitamin C - Ein wichtiges Element der Entgiftung

Als unverzichtbarer Baustein für eine wirksame Entgiftung und Entschlackung erweist sich das Vitamin C (Ascorbinsäure) - ein Faktor, der in den bekannten Konzepten der »inneren Hygiene« bislang entschieden zu kurz gekommen ist. Das Vitamin C gehört geradezu zum A und O einer jeden Kur, wobei auch darauf geachtet werden sollte, daß die Mengen stimmen: denn nur die Anwesenheit von Ascorbinsäure allein macht den Erfolg nicht aus, es muß vielmehr für die vielfältigen regenerativen Austauschprozesse im Stoffwechsel in jedem Moment und in großzügigen Quantitäten verfügbar sein.

Weshalb brauchen wir solche speziellen Entgiftungshilfen?

Jedermann ist inzwischen beispielsweise bewußt, daß bestimmte Schwermetalle vor allem aus der industriellen Umwelt den Körper hoch belasten; zu nennen sind in diesem Zusammenhang vor allem **Cadmium, Quecksilber** und **Blei**. Die Ascorbinsäure ist offensichtlich in der Lage, mit solchen Stoffen eine Verbindung einzugehen, die sie ihres krankmachenden Potentials beraubt und es ermöglicht, sie auszuscheiden. Man hat dies bei schwangeren Frauen nachgewiesen: Es ist bekannt, daß sich in der Placenta Schwermetalle konzentrieren können. Gibt man nun Vitamin C in höherer Dosierung, so gelingt es, daß sich die Bleibelastungen um nicht weniger als 50 Prozent verringern (so die Spurenelemente-Forscher Beyer und Schmidt).

Niemand vermag heute zu sagen, welcher Anteil den Umweltgiften bei der allgemeinen Krankheitsentstehung zukommt.

Prozentzahlen werden verschiedentlich genannt; aber ganz ernsthaft: da ein direkter Ursache-Wirkung-Zusammenhang in der Regel nicht aufzuzeigen ist, bleibt dies alles Spekulation.

Dieser Streit muß uns im Grunde auch nicht kümmern.

Wer ein ganzheitliches Verständnis von Gesundheit hat, weiß, daß jedes störende Element im Stoffwechsel des Körpers einen Keim zur Auslösung krankhafter Veränderungen in sich zu bergen vermag.

Unser Ziel muß es also beständig sein, die Voraussetzungen zu schaffen, um einen »ordnungsgemäßen« Austausch aufrechtzuerhalten. Schadstoffe sind im Zusammenhang mit diesem Erfordernis -jedenfalls in diesem Ausmaß- eine neuartige Herausforderung und verlangen nach neuartigen Lösungsansätzen. Und eine ascorbinsäurereiche Ernährung gehört zu den effektivsten Antworten im Hinblick auf die Umweltkrise im Industriezeitalter.

Von den Schwermetallen haben wir bereits gesprochen. Ähnliches gilt für **PCB** (Polychlorierte Biphenyle). Bei uns inzwischen verboten, hat sich diese technisch höchst nützliche, gesundheitlich aber schädliche Chemikalie (z.B. Weichmacher in Kunststoffen) in der Umwelt und im Organismus von Mensch und Tier festgesetzt. Im Tierversuch nun hat sich ergeben, daß das Vitamin C dazu in der Lage ist, schädliche Auswirkungen einer solchen PCB-Belastung zu verhindern.

Ein weiteres bekanntes Beispiel für die Entgiftungs-Potenz der Ascorbinsäure betrifft die sog. **Nitrosamine**. Sie sind krebserzeugend und können im Magen aus Nitrit und Aminen gebildet werden - ein so alltäglicher wie bedrohlicher Vorgang, der durch die Anwesenheit von Vitamin C unterbunden wird (siehe auch weiter unten).

Wer mehr über die vielfältigen Dienste erfahren möchte, die uns das Vitamin C zu leisten vermag, dem empfehlen wir unseren Ratgeber **»Das praktische Handbuch vom Vitamin C«**, der inzwischen bereits in 2. und erweiterter Auflage vorliegt (80 Seiten, DM 15,–; erhältlich beim Verlag: VGG, Postfach 1217, 76663 Bad Schönborn).

ABC der therapeutisch besonders nützlichen Säfte

Im folgenden finden Sie eine Aufstellung ausgesprochen »entschlakkender« Pflanzensäfte. Wichtig dabei: belassen Sie es jeweils bei relativ kleinen Mengen (Ausnahme: richtige Saftkuren oder Safttage)!

Und: Wechseln Sie ab, variieren Sie »Ihre« Mischungen mit dem Saft aus Zitrusfrüchten, Apfel oder Karotte.

Gemüsesäfte

(Die angegebenen Inhaltsstoffe beziehen sich auf 100 g Frischware. Abkürzungen: Mengenbezeichnung mg = Milligramm. K = Kalium, Na = Natrium, Ca = Calcium, P = Phosphor, Fe = Eisen. A = Vitamin A, B= Vitamin B, C = Vitamin C).

Wenn immer dies möglich ist, sollte man beim Entsaften grüne Pflanzen mitverarbeiten. Sie enthalten viel Chlorophyll, einen wahrscheinlich bislang unterschätzten Pflanzen-Inhaltsstoff. Für das Chlorophyll wie für die meisten anderen Gehalte von Obst und Gemüse gilt: sie sind »Sensibelchen« und in aller Regel licht- und hitzeempfindlich. Manche vertragen auch den Kontakt mit Kupfer- oder Stahlgeschirr nicht. Aus dem schützenden Verband der Zelle entlassen, bleibt ihnen nur noch eine kurze Frist, um ihre guten Werke an unserem Stoffwechsel zu verrichten. Wollen wir uns also die volle Wirkungskraft der Früchte des Feldes zuführen, und zwar in der intensiven Form, wie es uns der Preßsaft ermöglicht, so müssen wir den bereiteten Trank ohne Säumen zuführen.

Jede einzelne Gemüse- oder Obstart hat ihre besonderen Stärken, wie zum Teil aus den angegebenen Analysewerten hervorgeht. Es empfiehlt sich deshalb, den Saft von jeweils zwei bis drei Früchten zu mischen, und dies auch aus geschmacklichen Gründen. Möhrensaft eignet sich hierbei vorzüglich und ist ein idealer »Partner«. Vorteilhaft ist es auch, eine Wurzelgemüse-Sorte beispielsweise mit einem Blattgemüse zu kombinieren. Hier sind jedoch der Kreativität und dem Einfallsreichtum des Experimentators Tür und Tor geöffnet.

Nicht zu unterschätzen ist auch der Beitrag, den grüne Gewürzkräuter zur Aufwertung und geschmacklichen Verbesserung der Säfte zu leisten vermögen. Deshalb finden Sie auch hierzu Hinweise. Meist kann man ja beispielsweise Schnittlauch frisch im Geschäft oder auf dem Markt kaufen; und wenn man ihn dann gleich zum Saft hinzugibt (entweder ganz kleingeschnitten oder mitgepreßt), führt man auch zahlreiche Aromastoffe zu, welche die Verdauungsdrüsen bei ihrer Tätigkeit anregen und somit das Werk der Verdauung fördern.

Besonders wertvoll sind Säfte schließlich noch als Basenspender. Deshalb haben wir unsere Ausführungen noch einen Bewertung im Hinblick auf die diesbezüglichen Gehalte der einzelnen Obst- und Gemüsearten angefügt (Plus-Zeichen verweisen auf Basenüberschuß: + = schwach basisch, +++++ = stark basisch; Minus-Zeichen auf Säureüberschuß).

Stichwort »Säuren und Basen«

Die verschiedenen Entschlackungskuren haben manches gemeinsam. In aller Regel sind sie pflanzlich orientiert (Ausnahme z. B. Molke), und noch mehr: es überwiegen Obst, Gemüse, Beeren - frisch zubereitet und/oder in flüssiger Form.

Eine tiefgründigere Übereinstimmung besteht jedoch auch darin, daß solche Ernährungsweisen ausgesprochen basenüberschüssig sind.

Denn wie der Gesundheitsbewußte weiß, unterscheidet man die Lebensmittel seit Ragnar Berg auch in Säure- und Basenbildner.

Zu ersteren zählen vorwiegend Fleisch (-Produkte), Fisch, Eier u.ä., also die eher eiweißorientierte Kost. Zu letzteren vor allem die Gartenfrüchte und daraus bereitete Erzeugnisse.

Daß »sauer« nicht grundsätzlich »schlecht« oder »böse« ist, zeigt ein Blick auf die Getreide oder die Hülsenfrüchte. Auch sie bilden im Körper Säuren, bringen dessen ungeachtet jedoch auch wichtige werthaltige Komponenten mit ins Stoffwechsel-Spiel.

Worauf es also vor allem ankommt, ist eine ausgewogene Praxis der Ernährung. Diese schafft zum unveränderlichen (und an sich nicht schädlichen) »Säureeintrag« etwa durch Vollkornerzeugnisse ein Gegengewicht.

Die Mittel der Wahl zu dieser möglicherweise gesundheitsentscheidenden Balance der gegenläufigen Kräfte sind gehörige Portionen an Obst und Gemüse.

100 g Möhren beispielsweise neutralisieren, wie man einmal errechnet hat, 100 g Fleisch.

Lassen wir das Fleisch ganz weg, so sind wir unversehens bereits im Bereich des wünschenswerten Basenüberschusses.

Nach Ragnar Berg sollte dieser Überschuß ungefähr 45 ml betragen. Die 100 g Möhren aus dem vorgenannten Beispiel hätten dazu bereits 9 ml beigetragen.

Beruhen wohl die zahlreichen therapeutisch wertvollen Effekte, die man den Rohkost- und Frischsaftkuren -wie den entschlackenden Diäten überhaupt- zuschreibt, mit auf der positiven Beeinflussung dieser Grundregulation unseres Organismus? Manches spricht dafür.

Wer mehr darüber erfahren möchte, lese die entsprechenden Passagen in unserer aktuellen, erweiterten Neuauflage nach: ***Messing: Praktische Ernährungsmedizin*** (6. Auflage, 120 Seiten, DM 18,--, erhältlich bei VGG, Postfach 1217, 76663 Bad Schönborn). Darüber hinaus ist soeben ein Ratgeber erschienen, der das Thema ausführlich mit Lebensmittel-Tabellen behandelt: ***Messing: Die Säure-Basen-Balance*** (64 Seiten, DM 14,-; auch dieser Titel ist bei der oben aufgeführten Adresse erhältlich). Noch eine Bemerkung sei angefügt, um verbreiteten Mißverständnissen vorzubeugen. Wenn Sie bei den Inhaltsstoffen der Pflanzen von Fruchtsäuren (Apfelsäure, Zitronensäure, Weinsäure u.ä.) lesen, so brauchen Sie sich keineswegs zu sorgen: auch diese Verbindungen -so intensiv sauer sie auf der Zunge auch schmecken mögen- reagieren im Organismus im Verlaufe der Verdauung allesamt basisch (Kohlendioxid wird ausgeschieden, und zurück bleibt der Basenbestandteil der Säuren).

Noch ein Hinweis: Die meisten Gemüsesäfte sollte und kann man nicht »literweise« zu sich nehmen. Oft tut bereits ein Eßlöffel voll gute Dienste, z.B. bei Säften aus Gewürz- und Wildkräutern. Ausnahmen sind nach Hermann Gerhard: **Gurkensaft, Kartoffelsaft, Karottensaft, Sauerkrautsaft, Selleriesaft, Rote-Bete-Saft, Tomatensaft, Weißkohlsaft, Zucchinisaft.** Bei diesen kann man gerne auch einmal über die Stränge schlagen und jeweils etwa einen viertel Liter oder mehr trinken - wenn immer es geht geschmacklich etwas »aufgepeppt« durch die gleichzeitige Verwertung beispielsweise von grünen Gewürzkräutern.

Gemüse, wie auch das Obst, sollten vor dem Entsaften gründlich gewaschen, biologische Erzeugnisse bevorzugt werden. Kohl z.B. oder Brokkoli wässert man darüber hinaus etwa 30 Minuten lang in schwacher Kochsalzlösung (etwa 1 Eßlöffel Salz auf 1 Liter), zur Abtötung eventuell darin abgelegter Wurmeier.

Ansonsten gilt hier wie im Leben: man sollte sich seine Experimentierfreude bewahren, und man wird einiges Ausprobieren müssen, bis man seinen »eigenen Stil« findet. Nützlich sind dabei bestimmte Gerätschaften, wie wir sie im Anhang des Buches vorstellen.

Doch nun zuerst zum »Weltreich medizinisch wirksamer Pflanzen«, die es uns ermöglichen, den Körper zu reinigen und welche das stetig notwendige Erneuerungswerk des Umbaues im Organismus bewerkstelligen helfen.

Avocado +++++

Gleich nach dem Entsaften mit Zitronensaft verquirrlen (ansonsten erfolgt schnelle Oxidation, Braunwerden).

Kombinationen: Südfrüchte, Apfelsaft, Gurkensaft, Beerenfrüchte.

Kräuterwürzen: Fenchel, Petersilie, Schnittlauch, Majoran.

»Innere Werte«: Für die Entschlackungskur besonders geeignet wegen seines hohen Kalium-Überschusses!

K: 503 mg, Na: 3 mg, Ca: 10 mg, P: 38 mg, Fe: 0,6 mg.

A: 0,02 mg, B_1: 0,08 mg, B_2: 0,15 mg, C: 13 mg.

Aromastoffe.

Basisch.

Blumenkohl (einschließlich zarte Blätter)
Hinweis: gut waschen und putzen, 1/2 Stunde lang in lauwarmes Salzwasser einlegen.
Kombinationsmöglichkeiten: Möhrensaft, Zitrusfrüchte, Fenchelsaft, Selleriesaft.
Kräuterwürzen: Petersilie, Zitronenmelisse, Schnittlauch.
»Innere Werte«: reich an Mineralien, Vitamingehalte gut.
K: 305 mg, Na: 15 mg, Ca: 20 mg, P: 50 mg, Fe: 0,6 mg.
A: 0,01 mg, B_1: 0,1 mg, B_2: 0,1, C: 70 mg.
Chlorophyll und andere Farb- sowie Aromastoffe (ätherische Öle) mäßig. Besonderheit: wertvolle schwefelhaltige Aminosäuren.
Leicht basisch: ++.

Brokkoli, einschließlich zarte Blätter +++
Kombinationen: Möhrensaft, Rote-Bete-Saft, Tomatensaft, Apfelsaft, Kohlrabisaft, Selleriesaft.
Kräuterwürzen: Zitronenmelisse, Liebstöckel, Schnittlauch, Salbei.
»Innere Werte«: reich an Mineralien, hoher Vitamingehalt.
K: 410 mg, Na: 14 mg, Ca: 100 mg, P: 78 mg, Fe: 1,3 mg.
A: 0,32 mg, B_1: 0,1 mg, B_2: 0,2, C: 110 mg.
Gehalt an Chlorophyll und anderen Farbstoffen: gut. Folsäurereich. Aromastoffe (ätherische Öle) mäßig. Besonderheit: wertvolle schwefelhaltige Aminosäuren.
Leicht basisch.

Chinakohl
Kombinationen: Möhrensaft, Paprikasaft, Tomatensaft, Rote-Bete-Saft.
Kräuterwürzen: Schnittlauch, Salbei, Petersilie, Dill.
»Innere Werte«: mäßige Gehalte an Mineralien und Vitaminen.
K: 202 mg, Na: 7 mg, Ca: 40 mg, P: 30, Fe: 0,6 mg.
A: 0,01 mg, B_1: 0,03 mg, B_2: 0,04 mg, C: 36 mg.
Gute Chlorophyll-Gehalte, Aromastoffe mäßig.
Leicht basisch.

Eisbergsalat
Kombinationen: Apfelsaft, Möhrensaft, Paprikasaft, Rote-Bete-Saft, Tomatensaft.
Kräuterwürzen: Liebstöckel, Zitronenmelisse, Pfefferminze, Dill, Schnittlauch, Kerbel.
»Innere Werte«: mäßige Gehalte an Mineralien und Vitaminen.

K: 158 mg, Na: 9 mg, Ca: 19 mg, P: 20 mg, Fe: 0,5 mg.
A: 0,6 mg, B_1: 0,05 mg, B_2: 0,03 mg, C: 4 mg.
Gute Chlorophyll-Gehalte, Aromastoffe gering.
Basisch.

Endivie
Kombinationen: Möhrensaft, Ananas-Saft, Apfelsaft, Birnensaft.
Kräuterwürzen: Petersilie, Dill, Basilikum, Liebstöckel, Kresse.
»Innere Werte«: gute Gehalte an Mineralien und Vitaminen.
K: 320 mg, Na: 53 mg, Ca: 60 mg, P: 54, Fe: 1,6 mg.
A: 0,2 mg, B_1: 0,06 mg, B_2: 0,1 mg, C: 10 mg.
Hohe Chlorophyll-Gehalte, Aromastoffe gut.
Basisch.

Erbsen
Ganz junge, frischgeerntete Erbsen kann man mitsamt den Schoten »versaften«.
Kombinationen: Grapefruitsaft, Zitronensaft, Gurkensaft, Kopfsalatsaft.
Kräuterwürzen: Bohnenkraut, Majoran, Kerbel, Rosmarin, Liebstöckel.
»Innere Werte«: gute Gehalte an Mineralien (Kalium, Eisen) und Vitaminen (B_2).
K: 316 mg, Na: 2 mg, Ca: 26 mg, P: 116, Fe: 1,9 mg.
A: 0,06 mg, B_1: 0,35 mg, B_2: 0,14 mg, C: 27 mg.
Hohe Chlorophyll-Gehalte, Aromastoffe gut. Eiweißreich.
Leichter Säure-Überschuß.

Feldsalat +++++
Kombinationen: Möhrensaft, Tomatensaft, Paprikasaft.
Kräuterwürzen: Fenchel, Salbei, Basilikum.
»Innere Werte«: gute Gehalte an Mineralien (Kalium, Eisen) und Vitaminen (A).
K: 420 mg, Na: 4 mg, Ca: 32 mg, P: 49, Fe: 2 mg.
A: 0,63 mg, B_1: 0,07 mg, B_2: 0,08 mg, C: 26 mg.
Hohe Chlorophyll-Gehalte, Aromastoffe gut. Eiweißreich.
Schwach basisch.

Fenchel
Fasrige, harte Strunkteile müssen entfernt werden, nicht dagegen das feinblättrige Grün.

Kombinationen: Rote-Bete-Saft, Tomatensaft, Kohlrabisaft.
Kräuterwürzen: Schnittlauch, Kerbel, Petersilie.
»Innere Werte«: gute Gehalte an Mineralien und Vitaminen.
K: 494 mg, Na: 86 mg, Ca: 109 mg, P: 51, Fe: 2,7 mg.
A: 0,58 mg, B_1: 0,2 mg, B_2: 0,1 mg, C: 93 mg.
Gute Chlorophyll-Gehalte, Aromastoffe gut.
Basisch.

Grünkohl
Kombinationen: Möhrensaft, Tomatensaft, Apfelsaft.
Kräuterwürzen: Fenchel, Basilikum, Bohnenkraut, Liebstöckel.
»Innere Werte«: Hoher Eisen- und Vitamin-A- und C-Gehalt.
K: 450 mg, Na: 50 mg, Ca: 210 mg, P: 90 mg, Fe: 2 mg.
A: 0,83 mg, B_1: 0,1 mg, B_2: 0,2 mg, C: 110 mg.
Gute Chlorophyll-Gehalte, Aromastoffe.
Besonderheit: entgiftende schwefelhaltige Aminosäuren.
Neutral bis leicht sauer -.

Gurke
Kombinationen: Möhrensaft, Paprikasaft, Tomatensaft.
Kräuterwürzen: Dill, Bohnenkraut, Kerbel, Basilikum, Petersilie, Schnittlauch.
»Innere Werte«: mäßig mineralstoff- und vitaminhaltig.
K: 141 mg, Na: 8 mg, Ca: 15 mg, P: 23 mg, Fe: 0,5 mg.
A: 0,03 g, B_1: 0,03 mg, B_2: 0,03 mg, C: 10 mg.
Chlorophyll-Gehalte.
Stark basisch +++++++++.

Kartoffel +++++
Grüne Stellen müssen vor der Saftbereitung herausgeschnitten werden.
Kombinationen: Fenchelsaft, Möhrensaft, Apfelsaft, Gurkensaft, Rote-Bete-Saft.
Kräuterwürzen: Schnittlauch, Dill, Basilikum, Kerbel, Majoran, Lauch.
»Innere Werte«: Sehr kaliumreich.
K: 500 mg, Na: 3 mg, Ca: 15 mg, P: 50 mg, Fe: 1 mg.
A: 0,0, B_1: 0,1 mg, B_2: 0,01 mg, C: 20 mg.
Basisch +++

Zum Problem »Solanin in der Kartoffel« zitieren wir Dr. med. E. Schneider: Diese Frage dürfte »dahingehend entschieden sein, daß das

Solanin, wie es in der Kartoffel vorkommt, gar keine giftigen Eigenschaften hat, sondern sogar ein wünschenswerter Bestandteil ist, der sich auf die Bewegungen, die Absonderungen des Darms und auf den Geschmack nur günstig auswirkt. Die in den Kartoffeln normalerweise vorkommenden Solaninmengen sind auch auf die Dauer vollkommen unschädlich. Nur bei frischen Kartoffeln, insbesondere bei *grünen* Kartoffeln, ist Vorsicht geboten«.

Kohlrabi
Kombinationen: Möhrensaft, Selleriesaft, Rote-Bete-Saft, Grünkohlsaft.
Kräuterwürzen: Petersilie, Dill, Fenchel, Estragon, Basilikum.
»Innere Werte«: durchschnittliche Mineralstoff- und Vitamin-Gehalte. Ausnahme: Vitamin C.
K: 372 mg, Na: 30 mg, Ca: 70 mg, P: 51 mg, Fe: 0,9 mg.
A: 0,03 mg, B_1: 0,06 mg, B_2: 0,04 mg, C: 66 mg.
Chlorophyll-Gehalte, Aromastoffe.
Basisch +++.

Kopfsalat
Kombinationen: Möhrensaft, Tomatensaft, Grünkohlsaft.
Kräuterwürzen: Schnittlauch, Basilikum, Dill, Bohnenkraut, Kerbel, Liebstöckel.
»Innere Werte«: mäßiger bis durchschnittlicher Vitalstoffgehalt; wertvoll für die Entschlackung vor allem wegen des enthaltenen Chlorophylls und des Basenreichtums.
K: 230 mg, Na: 10 mg, Ca: 35 mg, P: 31 mg, Fe: 1,0 mg.
A: 0,17 mg, B_1: 0,06 mg, B_2: 0,08 mg, C: 14 mg.
Hohe Chlorophyll-Gehalte, Aromastoffe.
Ausgesprochen basisch +++++.

Stichwort »Vitamine«

Die alten Champions feiern ein Comeback!

Vom Vitamin C haben wir bereits weiter oben gesprochen. Die Wirkstoff-Flut aus frischen Früchten oder den daraus bereiteten Säften führt uns jedoch noch eine große Zahl weiterer Schutzfaktoren zu, derer wir lebenslang ständig bedürfen.

ß-Karotin beispielsweise, also die Vorstufe zum Vitamin A, vermindert nach einigen Untersuchungen das Risiko, einen Herzinfarkt zu erleiden. Vorausgesetzt allerdings, wir nehmen diesen Stoff frisch aus pflanzlichen Nahrungsmitteln auf, und um die nötigen Quantitäten am Vitamin »einzuverleiben«, dürfen wir es nicht bei einem Blättchen Salat oder einem Bissen Rohkost bewenden lassen.

Ähnliche Beobachtungen gelten im Hinblick auf den Hautkrebs (Melanome) und sogar beim Lungenkrebs.

Zu den »großen Vier« der Schutz-Vitaminen zählt man gegenwärtig in Forscherkreisen das Vitamin A, ß-Karotin sowie die Vitamine C und E. Dies jedoch nur deshalb, weil die Wissenschaft sich ihrer in den vergangenen Jahren mit besonderem Eifer angenommen hat und weil man sie -besonders in den Vereinigten Staaten- aus dem Schattenreich bloßer vager »vorbeugender« Wirkung in den Adelsstand nachweisbarer »therapeutischer Einflüsse« gehoben hat. Und was noch wichtiger ist: nicht nur die Vitamine an sich wurden solchermaßen geadelt, sondern in erster Linie ihre Erzeuger und Träger: die pflanzlichen Lebensmittel.

Beachten sollte man: die B-Vitamine sind den »großen Vier« zumindest ebenbürtig, und es gibt noch zahlreiche andere Stoffe, die mit dabei sein müssen, soll ein wirksamer Schutzschild gegen Krebs und andere Leiden aufgebaut werden.

Wer vermag dieses unüberschaubare Puzzle (was die Forschungslage angeht) noch lückenlos zusammenzusetzen? Kein Multi-Vitamin-Präparat, soviel ist sicher. Einzig und allein eine natürliche, abwechslungsreiche, ursprüngliche Nahrung, konzentriert gelegentlich in den Frischpflanzensäften und ergänzt durch ausgewiesene »Wirkstoff-Multis« der Natur (z.B. die Bierhefe).

Lauch (Porree)
Kombinationen: Möhrensaft, Rote-Bete-Saft, Kopfsalatsaft.
Kräuterwürzen: Liebstöckel, Bohnenkraut, Fenchel, Kresse.
»Innere Werte«: geringe Vitamingehalte, durchschnittliche Mineralienwerte.
K: 250 mg, Na: 5 mg, Ca: 60 mg, P: 54 mg, Fe: 1,1 mg.
A: 0,03 mg, B_1: 0,1 mg, B_2: 0,06 mg, C: 25 mg.
Chlorophyll-Gehalte, Aromastoffe.
Basenreich ++++.

Mangold
Kombinationen: Möhrensaft, Tomatensaft, Apfelsaft, Selleriesaft.
Kräuterwürzen: Schnittlauch, Bohnenkraut, Thymian, Kerbel, Borretsch.

»Innere Werte«: Guter Vitamin- und Mineralstoffspender (Calcium! Eisen!).
K: 376 mg, Na: 90 mg, Ca: 103 mg, P: 39 mg, Fe: 2,7 mg.
A: 0,6 mg, B_1: 0,1 mg, B_2: 0,2 mg, C: 39 mg.
Gute Chlorophyll-Gehalte, Aromastoffe.
Basisch +++.

Möhren
Kombinationen: universell.
Kräuterwürzen: Schnittlauch, Petersilie, Kerbel, Zitronenmelisse, Kerbel.
»Innere Werte«: durchschnittliche Gehalte an Mineralien und Vitaminen (Ausnahme: besonders reich an ß-Karotin, der Vorstufe von Vitamin A).
K: 250 g, Na: 60 mg, Ca: 37 mg, P: 36, Fe: 0,7 mg.
A: 1,83 mg, B_1: 0,06 mg, B_2: 0,05 mg, C: 8 mg.
Aromastoffe gut.
Reich an Basen +++++.

Meerrettich
Vor allem als Zugabe zu Säften zu verwenden, in kleineren Quantitäten. Ausgesprochen gehaltvoll. Paßt vor allem zu ansonsten »faden« Gemüsesäften.
K: 560 mg, Na: 9 mg, Ca: 110 mg, P: 65 mg, Fe: 1,5 mg.
A: 0,0 mg, B_1: 0,14 mg, B_2: 0,1 mg, C: 117 mg.
Reich an Pflanzensäuren und Aromastoffen.
Basenüberschüssig.

Paprika
Kombinationen: Möhrensaft, Tomatensaft, Apfelsaft, Traubensaft.
Kräuterwürzen: Schnittlauch, Fenchel, Dill.
»Innere Werte«: Durchschnittliche Vitalstoffgehalte. Ausnahme: Beste Vitamin-C-Quelle unter den Obst- und auch den Gemüsearten!
K: 213 mg, Na: 2 mg, Ca: 10 mg, P: 26 mg, Fe: 0,7 mg.
A: 0,03 mg, B_1: 0,07 mg, B_2: 0,07 mg, C: 140 mg.
Chlorophyll-Gehalte, Aromastoffe.
Basisch.

Paprika gilt in der Volksmedizin als »Verjüngungsmittel« und soll vor Altersleiden (z.B. Arteriosklerose) schützen. Er enthält Substanzen, welche die Tätigkeit der Verdauungsdrüsen anregen.

Radieschen
Kombinationen: Zitronensaft, Gurkensaft, Tomatensaft, Möhrensaft.
Kräuterwürzen: Dill, Thymian, Petersilie, Schnittlauch.
»Innere Werte«: Bemerkenswert: der Eisen-Gehalt!
K: 240 mg, Na: 30 mg, Ca: 40 mg, P: 30 mg, Fe: 1,5 mg.
A: 0,0 mg, B_1: 0,04 mg, B_2: 0,03 mg, C: 28 mg.
Aromastoffe. Schwefelhaltige Eiweiße.
Basisch +++.

Rettich +++++
Kombinationen: Gurkensaft, Tomatensaft, Möhrensaft, Feldsalatsaft.
Kräuterwürzen: Salbei, Liebstöckel, Kerbel, Petersilie.
»Innere Werte«:
K: 322 mg, Na: 18 mg, Ca: 32 mg, P: 30 mg, Fe: 0,7 mg.
A: 0,0 mg, B_1: 0,03 mg, B_2: 0,03 mg, C: 29 mg.
Aromastoffe.
Stark basisch +++++.

Rhabarber (nur die Stengel)
Kombinationen: Kohlrabisaft, Apfelsaft, Zitrusfrüchtesaft.
Kräuterwürzen: Pfefferminze, Zitronenmelisse, Fenchel.
»Innere Werte«: Achtung: enthält viel Oxalsäure (ca. 500 mg).
K: 270 mg, Na: 2 mg, Ca: 52 mg, P: 24 mg, Fe: 0,5 mg.
A: 12 g, B_1: 0,02 mg, B_2: 0,03 mg, C: 10 mg.
Chlorophyll-Gehalte, Aromastoffe.
Basisch.

Stichwort »Oxalsäure«
Es handelt sich dabei um eine organische Säure -ein Oxidationsprodukt des Alkohols Glykol-, die Bestandteil vieler Pflanzen ist. Nachteil beim Verzehr zu großer Mengen: »Oxalsäure bindet Calcium zu einem nicht löslichen Calciumsalz, sodaß bei hoher Oxalsäureaufnahme durch die Nahrung der Körper zugeführtes Calcium nicht verwerten kann« (G. Billen-Girmscheid).

Rote Bete +++++
Kombinationen: Möhrensaft, Tomatensaft, Apfelsaft, Orangensaft.
Kräuterwürzen: Dill, Basilikum, Schnittlauch, Petersilie.
»Innere Werte«: mäßige Vitamin- und Mineralstoffwerte. Zu beachten:

z.T. hoher Nitratgehalt.
K: 335 mg, Na: 62 mg, Ca: 30 mg, P: 40 mg, Fe: 0,8 mg.
A: 0,0 mg, B_1: 0,03 mg, B_2: 0,04 mg, C: 10 mg.
Aromastoffe.
Stark basisch +++++.

Die Entschlackungsqualitäten dieses Wurzelgemüses erschließen sich aus der »harnsäureausschwemmenden, blutreinigenden und blutbildenden Wirkung« (Dr. E. Schneider). Rote Bete unterstützt die Leber- und Gallentätigkeit. Besondere Heilwirkungen schreibt man dem roten Farbstoff »Betanin« zu, u.a. in der biologischen Krebstherapie (Ferenczi). Er soll die Zellatmung dadurch verbessern, daß er Atmungsfermente aktiviert.

Stichwort »Nitrat«

Nitrat ist kein »Gift«, als das es in Veröffentlichungen oft erscheint (innerhalb der Rubrik »Schadstoffe«). Jede Pflanze benötigt diesen Stoff als Stickstoffquelle.

Dennoch: die Überdüngung von Äckern und Feldern führt zu einer unerwünschten Belastung der Lebensmittel und des Trinkwassers, und dies wird für den Menschen vor allem aus folgendem Grund unzuträglich: durch Bakterien wird Nitrat im Körper nämlich zu *Nitrit* umgewandelt, und aus letzterem wiederum können krebserzeugende *Nitrosamine* entstehen, wenn sich Amine (aus eiweißhaltigen Lebensmitteln wie Käse, Fleischprodukten und Eiern) hinzugesellen.

Wer eine Entschlackungskur macht, sollte deshalb auch bei der Wahl des Trinkwassers (z.B. für Tees) überlegt vorgehen. Die Nitratgehalte des heimischen Leitungswassers können Sie beim zuständigen Wasserwerk erfragen. Es empfiehlt sich gegebenenfalls auch, auf Mineral- und Heilwässer auszuweichen. Doch selbst in diesem Falle muß man sich kundig machen; denn auch diese Quellen und Brunnen sind als Folge der Intensiv-Landwirtschaft zum Teil höher belastet als dem Verbraucher lieb sein kann. Wenn man sich nach den enthaltenen Nitratwerten erkundigt, sollte man gleich eine Frage nach dem Kochsalz- bzw. Natriumgehalt anschließen. Denn auch in diesem Falle sind -zumindest während der Entschlackungsphase- niedrige Werte vorteilhaft.

Bemerkenswerte Nitratbelastungen weisen jedoch vor allem die Gemüse auf; über sie beziehen wir nicht weniger als 70% der Nitrat-Gesamtaufnahme.

Dies ist übrigens weniger bedenklich als es auf den ersten Blick erscheint: denn einmal hat sich der Verdacht, daß beispielsweise Vegetarier, die vergleichsweise große Mengen an Gemüse verzehren, stärker mit Nitrat belastet sind **nicht** bestätigt. Dies ergab jüngst eine bundesweite, repräsentative Untersuchung (VERA-Studie). Darüber hinaus verhindert die Anwesenheit von Vitamin C, daß sich Nitrit in die gefährlichen Nitrosamine umwandelt. Und gerade frisches Gemüse und frischgepreßte Säfte enthalten -im Gegensatz etwa zum Trinkwasser- erhebliche Mengen an Ascorbinsäure, wie Sie unseren Tabellen entnehmen können.

Dennoch seien an dieser Stelle stark und weniger stark »nitratgefährdete« Gemüsesorten gegenübergestellt, damit man hier eine gute, risikolose, ausgewogene Auswahl zu treffen vermag.

Hohe Nitratwerte können aufweisen: *die grünen Salate (besonders Treibhaus-Produkte), Kohlarten, Rettich und Radieschen, Rote Bete, Spinat und Rhabarber.*

Geringe Nitratgehalte weisen in aller Regel auf: *Brokkoli, Tomaten, Paprika, Gurken, Zwiebeln.*

Das Nitratproblem hat schließlich noch einen anderen Aspekt, der vor allem Väter und Mütter von Kleinkindern (bis 6. Lebensmonat) angeht. Nitrat kann nämlich den Blutfarbstoff Hämoglobin inaktivieren und damit beim Säugling die Sauerstoffversorgung gefährden (sog. Blausucht).

Schwarzwurzeln
»Innere Werte«: Ungewöhnlich hoher Vitamin-E-Gehalt, enorm eisenhaltig.
K: 320 mg, Na: 5 mg, Ca: 50 mg, P: 75 mg, Fe: 2,5 mg.
A: 0,0 mg, B_1: 0,1 mg, B_2: 0,04 mg, C: 4 mg.
Aromastoffe.
Basisch.

Sellerie (Knolle und zarte Blätter)
Kombinationen: Apfelsaft, Tomatensaft, Möhrensaft.
Kräuterwürzen: Liebstöckel, Petersilie, Dill, Kresse.
»Innere Werte«: durchschnittliche Mineralstoff- und Vitamin-Gehalte.
K: 340 mg, Na: 130 mg, Ca: 70 mg, P: 40 mg, Fe: 0,5 mg.
A: 0,0 mg, B_1: 0,06 mg, B_2: 0,06 mg, C: 7 mg.
Aromastoffe. Wertvoll für die Entschlackung durch die enthaltenen nierenwirksamen ätherischen Öle.
Reich an Basen +++++.

Spargel
Kombinationen: Apfelsaft, Zitrusfrüchtesaft, Rote-Bete-Saft, Kohlrabisaft, Tomatensaft, Möhrensaft.
Kräuterwürzen: Pfefferminz, Zitronenmelisse, Liebstöckel, Schnittlauch.
»Innere Werte«:
K: 220 mg, Na: 4 mg, Ca: 22 mg, P: 46 mg, Fe: 1,0 mg.
A: 0,01 mg, B_1: 0,14 mg, B_2: 0,16 mg, C: 21 mg.
Aromastoffe. Leicht sauer (nach Ragnar Berg).

Spinat +++++
Kombinationen: Gurkensaft, Apfelsaft, Birnensaft, Obstsäfte allgemein.
Kräuterwürzen: Liebstöckel, Kerbel.
»Innere Werte«: Wertvoller Mineralien- und Vitaminspender (Calcium, Eisen, Vitamine A und C).
K: 640 mg, Na: 60 mg, Ca: 125 mg, P: 51 mg, Fe: 3,5 mg.
A: 0,72 mg, B_1: 0,1 mg, B_2: 0,2 mg, C: 51 mg.
Gute Chlorophyll-Gehalte, Aromastoffe.
Basisch +++.

Tomaten
Kombinationen: universell.
Kräuterwürzen: Kerbel, Petersilie, Majoran, Schnittlauch, Dill, Borretsch.
»Innere Werte«: mäßige aber gut ausgewogene Mineralstoff- und Vitamingehalte.
K: 270 mg, Na: 6 mg, Ca: 13 mg, P: 27 mg, Fe: 0,5 mg.
A: 0,12 mg, B_1: 0,06 mg, B_2: 0,04 mg, C: 24 mg.
Aromastoffe.
Stark basisch +++++.

Topinambur
Eine außerordentlich bemerkenswerte Knollenfrucht: bestens geeignet für Diabetiker, wegen der besonders verträglichen Struktur ihrer Kohlenhydrate. Was den Eisengehalt angeht, kann sich Topinambur mit dem Spinat messen.
K: 470 mg, Na: 3 mg, Ca: 15 mg, P: 78 mg, Fe: 3,5 mg.
A: 0,0 mg, B_1: 0,2 mg, B_2: 0,06 mg, C: 4 mg.
Topinambur ist als Nahrungspflanze relativ wenig bekannt. Angebaut

wird die Pflanze in durchaus erheblichen Mengen vor allem zur Spirituosen-Erzeugung. Sie kann auch im Winter geerntet werden, stellt also in den kargen Monaten eine wertvolle Bereicherung des winterlichen Frischkost-Speisezettels dar. Erhältlich ist Topinambur zum Teil über den Naturkosthandel. Eventuell ist auch ein Bezug ab Hof möglich (Adressen können Sie unserem Verlagswerk: »Naturkost in Deutschland« entnehmen. 280 Seiten, DM 19,80, Bestelladresse: VGG, PF 1217, 7525 Bad Schönborn).

Weißkohl

Kombinationen: Möhrensaft, Tomatensaft, Apfelsaft.
Kräuterwürzen: Basilikum, Kerbel, Borretsch.
»Innere Werte«:
K: 233 mg, Na: 13 mg, Ca: 49 mg, P: 29 mg, Fe: 0,5 mg.
A: 0,01 mg, B_1: 0,05 mg, B_2: 0,05 mg, C: 40 mg.
Gute Chlorophyll-Gehalte, Aromastoffe.
Leicht basisch ++.

Stichwort »Krebsschutz durch Kreuzblütler?«

Die »Chrauts«, wie man unter Alliierten die Deutschen gerne nannte, machen ihrem Spitznamen heute keine Ehre mehr: der Kohl hat allmählich seinen Rang als Nationalgericht verloren.

Dies muß auch nicht sonderlich beunruhigen, wurde der Grün-, Weiß- oder Blumenkohl früher doch vorwiegend in Form von Eintöpfen aller Art vertilgt.

Völlig anders sieht es aus, betrachten wir den Kohl als Rohkost; denn nur in dieser Form entfaltet dieser Kreuzblütler alle ihm innewohnenden besonderen Möglichkeiten.

Neben seiner antibiotisch-keimtötender Wirkung ragt besonders eine Eigenschaft hervor, auf die man jüngst erst aufmerksam wurde: ein auffälliges Krebsschutzvermögen. In einem aufsehenerregenden Forschungsbericht aus den Vereinigten Staaten faßte man zusammen, daß »genügend Daten vorliegen, aus denen geschlossen werden kann, daß der Verzehr von Gemüse aus der Familie der Kreuzblütler (z.B. Kohl, Brokkoli, Blumenkohl und Rosenkohl) mit einem verminderten Auftreten von Krebs bestimmter Organe beim Menschen in Verbindung steht«.

Dies mag vielleicht auch ein Grund für die Therapieerfolge gewesen sein, die der Arzt Max Gerson zuerst in Deutschland, dann in New York bereits vor über 50 Jahren mit seiner Anti-Krebs-Diät erzielte. Sie bestand hauptsächlich aus der Gabe von vorwiegend grünen Frischpflanzensäften.

Auch bei Gersons Diät wurde, jedenfalls was die Säfte angeht, nichts Erhitztes gegessen - ein unbedingtes Erfordernis, sollen die therapeutischen Aspekte der Nahrungsmittel erhalten bleiben.

Wirsing
Kombinationen: Möhrensaft, Tomatensaft, Apfelsaft.
Kräuterwürzen: Basilikum, Borretsch, Bohnenkraut, Kerbel, Liebstökkel, Thymian.
»Innere Werte«:
K: 275 mg, Na: 9 mg, Ca: 57 mg, P: 55 mg, Fe: 0,9 mg.
A: 0,03 mg, B_1: 0,05 mg, B_2: 0,07 mg, C: 50 mg.
Gute Chlorophyll-Gehalte, Aromastoffe.
Leicht basisch.

Zucchini
Ähnlich verwendbar wie Gurken, nur weniger ergiebig, zumindest was die Saftausbeute angeht.
K: 200 mg, Na: 1 mg, Ca: 23 mg, P: 23 mg, Fe: 0,5 mg.
A: 0,05 mg, B_1: 0,07 mg, B_2: 0,1 mg, C: 16 mg.
Ausgesprochen kalorienarm. Chlorophyll-Gehalte.
Basisch.

Zwiebeln +++++
Kombinationen: nur als Beigabe zu anderen Säften, z.B. Brokkolisaft, Tomatensaft, Rote-Bete-Saft.
Kräuterwürzen: Bohnenkraut, Fenchel, Basilikum, Petersilie.
»Innere Werte«:
K: 157 mg, Na: 9 mg, Ca: 27 mg, P: 36 mg, Fe: 0,5 mg.
A: 0,01 mg, B_1: 0,03 mg, B_2: 0,04 mg, C: 10 mg.
Aromastoffe.
Neutral bis leicht sauer.

Eine wertvolle Entschlackungshilfe, wenn das Gemüse gut vertragen wird. Reinigende, desinfizierende Wirkung auf die Verdauungsorgane, positive Beeinflussung der Darmflora. Ausgeprägte Anteile an schwefelhaltigen Aminosäuren. Am wirkungsvollsten sicher als junge Pflanzen; später in geringen Mengen anderen Säften zugeben.

Obst (-Säfte)

Bei den Obstsäften verzichten wir auf ausführliche Tips zum Mischen und Würzen. Denn meist gibt der reine Saft einer einzigen Sorte bereits einen schmackhaften Trank ab. Ansonsten sind den Kombinationsmöglichkeiten (fast) keine Grenzen gesetzt, und wir verweisen auf das spätere Kapitel, in dem besondere »Säfte-Cocktails« vorgestellt werden.

Ananas
Der Saft aus dieser Frucht ist leicht zu gewinnen. Ananas fördert die Verdauung und kann Säftemischungen geschmacklich verbessern.
»Innere Werte«:
K: 200 mg, Na: 2 mg, Ca: 16 mg, P: 9 mg, Fe: 0,4 mg.
A: 0,01 mg, B_1: 0,08 mg, B_2: 0,03 mg, C: 20 mg.
Basisch.

Apfel +++++
»Innere Werte«:
K: 127 mg, Na: 2 mg, Ca: 7 mg, P: 11 mg, Fe: 0,4 mg.
A: 0,01 mg, B_1: 0,04 mg, B_2: 0,03 mg, C: 10 mg.
Fruchtsäuren, Pektine, Aromastoffe.
Leicht basisch +.

Stichwort »Pektin«

Ballaststoff und Quellstoff, eine Art »Kittsubstanz« zwischen den einzelnen Zellen. Pektin ist für jede Entschlackungs- und Reinigungskur von ganz besonderer Bedeutung. Denn: nehmen wir weniger Nahrung zu uns, dann fehlen natürlich auch die Ballaststoffe. Und auf diese kann nicht verzichtet werden, da einerseits eine gewisse Darmtätigkeit (Ausscheidung) aufrechterhalten werden muß. Dies geschieht auf eine Art und Weise, die den Darm nicht reizt und zu keiner durchfallartigen Darmpassage führt, die ihrerseits wegen des Mineralienverlustes u.ä. schädlich wäre.

Andererseits zeichnet die Faserstoffe nicht nur ihr Quellvermögen aus, sondern auch ihre Fähigkeit, im Verdauungstrakt Gifte zu binden; man spricht von einer »starken Absorptionskraft auf Gifte und Bakterien« (Dr.med. Leonhard Schlegel). Dies verhindert beispielsweise, daß schädliche Keime im Verdauungstrakt die Oberhand gewinnen. Wenn es der Sinn von Entschlackungskuren ist, solche Giftstoffe zur Ausscheidung zu bringen, dann muß auch dafür gesorgt werden, daß diese Substanzen abtransportiert werden können und nicht etwa an anderer Stelle neuen Schaden anrichten.

Pektin eignet sich in unserem Zusammenhang deshalb so vorzüglich, weil es -anders als etwa Cellulose in den Zellwänden- zumindest teilweise beim Pressen von Obst und Gemüse (Äpfel, Karotten,Johannisbeeren, Himbeeren) in den Saft übergeht. Besonders reich an Pektin sind die erwähnten Früchte, darüber hinaus noch Quitten, Birnen, Kirschen oder Schlehen. Auch in den Wurzeln, in Blättern und Stengeln von Gemüse sind sie enthalten.

Pektine helfen dabei, den Cholesterinspiegel niedrig zu halten und schützen den Darm. Bereits vor 30 Jahren empfahlen amerikanische Ärzte zur Vermeidung des Herzinfarktes 3 Äpfel pro Tag zu verzehren. Dr. Ernst Schneider schätzt, daß Pektin hierbei bis zu fünfmal stärker wirkt als etwa die Weizenkleie.

Besonders der Apfel eignet sich also vorzüglich dazu, sich des Pektins und seiner Schutz-Komponenten Tag für Tag in großzügigen Mengen zu versichern. Deshalb kommt diesem Obst ein besonderer Rang innerhalb der »Entschlackungskuren« bzw. einer entgiftungsaktiven Ernährung zu.

Empfehlung: Legen Sie doch einfach -mindestens- einmal pro Monat einen Apfeltag ein. Dies allein schon wird den Stoffwechsel entlasten und gewisse ernährungs- und lebensbedingte Risiken vermindern.

Aprikose
»Innere Werte«: Bemerkenswerter Vitamin-A-Gehalt!
K: 280 mg, Na: 2 mg, Ca: 17 mg, P: 22 mg, Fe: 0,7 mg.
A: 0,28 mg, B_1: 0,04 mg, B_2: 0,05 mg, C: 10 mg.
Aromastoffe.
Leicht basisch ++.

Birne
»Innere Werte«:
K: 128 mg, Na: 2 mg, Ca: 9 mg, P: 13 mg, Fe: 0,3 mg.
A: 0,01 mg, B_1: 0,03 mg, B_2: 0,04 mg, C: 5 mg.
Gute Chlorophyll-Gehalte, Aromastoffe.
Basisch ++.
Wer Probleme mit dem Blutdruck hat, sollte die Entschlackungskur im Herbst doch einmal mit einer Birnendiät verbinden, wie sie Dr. Leonhard

Schlegel entwickelt und erprobt hat. Dabei werden an zwei Tagen in der Woche ausschließlich Birnen verzehrt, und zwar jeweils etwa 3 bis 4 Pfund.

Grapefruit
»Innere Werte«:
K: 158 mg, Na: 2 mg, Ca: 18 mg, P: 16 mg, Fe: 0,4 mg.
A: 0,0 mg, B_1: 0,05 mg, B_2: 0,03 mg, C: 41 mg.
Aromastoffe.
Stark basisch +++++.

Guave
Wertvoll im Hinblick auf die kontinuierliche Entschlackung und Erneuerung ist der bemerkenswert hohe Vitamin-C-Gehalt.
»Innere Werte«:
K: 290 mg, Na: 4 mg, Ca: 20 mg, P: 30 mg, Fe: 0,7 mg.
A: 0,04, B_1:: 0,04, B_2: 0,04, C: 250 mg.

Kaki
»Innere Werte«: Bemerkenswert: der hohe Vitamin A-Gehalt!
K: 150 mg, Na: 6 mg, Ca: 10 mg, P: 20 mg, Fe: 0,4 mg.
A: 0,27 mg, B_1: 0,02 mg, B_2: 0,02 mg, C: 15 mg.
Aromastoffe.
Basisch.

Kirschen
»Innere Werte«:
K: 210 mg, Na: 2 mg, Ca: 20 mg, P: 20 mg, Fe: 0,4 mg.
A: 0,05 mg, B_1: 0,05 mg, B_2: 0,05 mg, C: 13 mg.
Aromastoffe.
Basisch ++.
Kirschkur nach Karl von Noorden: Sie soll gestörte Verdauungsverhältnisse sanft aber gründlich und nachhaltig ins Lot bringen. Etwa zwei Pfund Kirschen werden, auf mehrere Mahlzeiten verteilt, während des Tages verzehrt.

Kiwi
»Innere Werte«: Hoher Vitamin-C-Gehalt.
K: 300 mg, Na: 4 mg, Ca: 34 mg, P: 30 mg, Fe: 0,6 mg.
A: 0,06 mg, B_1: 0,02 mg, B_2: 0,05 mg, C: 80 mg.

Aromastoffe.
Basisch.

Mandarine
»Innere Werte«:
K: 200 mg, Na: 2 mg, Ca: 42 mg, P: 22 mg, Fe: 0,4 mg.
A: 0,05 mg, B_1: 0,06 mg, B_2: 0,03 mg, C: 32 mg.
Aromastoffe.
Stark basisch +++++.

Mango
»Innere Werte«: Bemerkenswert: der außerordentlich hohe Vitamin-A-Gehalt!
K: 190 mg, Na: 7 mg, Ca: 10 mg, P: 13 mg, Fe: 0,5 mg.
A: 0,43 mg, B_1: 0,04 mg, B_2: 0,05 mg, C: 37 mg.
Aromastoffe.
Basisch.

Orangen
»Innere Werte«:
K: 189 mg, Na: 1 mg, Ca: 42 mg, P: 22 mg, Fe: 0,4 mg.
A: 0,01 mg, B_1: 0,09 mg, B_2: 0,04 mg, C: 50 mg.
Aromastoffe.
Stark basisch +++++.

Stichwort »Pflanzensäuren«

Darunter versteht man z.B. Zitronensäure (vor allem in Südfrüchten), Apfelsäure (Äpfel, Birnen, Kirschen, Pflaumen, Beerenfrüchte), Weinsäure (Trauben). Entsprechende Säuren finden sich praktisch, unterschiedlich intensiv, in allen Obstarten.

Darüber hinaus kommt in Pflanzen Ameisensäure vor sowie Gerbsäure (am bekanntesten ist deren lindernde Wirkung bei Durchfallerkrankungen).

Die Säuren sind von besonderer Bedeutung wegen ihrer geschmakklichen Qualitäten. Darüber hinaus können ihnen auch medizinische Eigenschaften zukommen, worauf die ganz erstaunliche Geschichte der Azetylsalicylsäure (populär »Aspirin«, ASS) hindeutet. Ihre Stammsubstanz, die Salizylsäure (Acidum salicylicum) wurde aus Weidenrinden isoliert. Eine Reihe von Untersuchungen belegen, daß die Acetylsalicylsäure insbesondere das Auftreten eines Zweitinfarktes verhindern hilft.

Neuerdings wurde man darauf aufmerksam, daß bei Menschen, die regelmäßig entsprechende Medikamente einnehmen, das Risiko, an Darmkrebs zu erkranken, um die Hälfte erniedrigt ist (American Cancer Society).

Allerdings: wer viel Frischkost, säurereiche Früchte verzehrt, nimmt diesen Effekt so ganz nebenbei mit, ohne alle problematischen Nebenwirkungen, die isolierten Arzneisubstanzen nun einmal anhängen.

Nochmals der Hinweis: Die Pflanzensäuren schmecken sauer nur beim Essen. Während der Verdauung, der »Verstoffwechselung« reagieren sie im Körper so gut wie durchweg basisch. Wer sich also vor einer »Übersäuerung« des Körpers zu hüten sucht -einem Faktor, dem man seit Ragnar Berg schädigende Einflüsse auf Organe und Gewebe nachsagt-, muß sich vor Apfel- oder Zitronensäure nicht ängstigen. Die Früchte insgesamt stellen vielmehr innerhalb des Verdauungsprozesses einen Puffer dar gegenüber den säuernden Einflüssen in der Kost (besonders aus eiweißreichen Nahrungsmitteln).

Papaya
»Innere Werte«: Bemerkenswert: der hohe Vitamin A-Gehalt!
K: 200 mg, Na: 3 mg, Ca: 20 mg, P: 16 mg, Fe: 0,4 mg.
A: 0,13 mg, B_1: 0,04 mg, B_2: 0,04 mg, C: 70 mg.
Aromastoffe.
Basisch.
Die Papaya-Früchte enthalten das gesundheitlich wertvolle, verdauungsfördernde Enzym »Papain«.

Passionsfrucht
»Innere Werte«:
K: 350 mg, Na: 28 mg, Ca: 16 mg, P: 54 mg, Fe: 1,2 mg.
A: 0,04 mg, B_1: 0,05 mg, B_2: 0,1 mg, C: 24 mg.
Aromastoffe.
Basisch.

Pfirsich
»Innere Werte«:
K: 204 mg, Na: 1 mg, Ca: 8 mg, P: 21 mg, Fe: 0,5 mg.
A: 0,08 mg, B_1: 0,02 mg, B_2: 0,05 mg, C: 8 mg.
Aromastoffe.
Basisch ++.

Pflaumen
»Innere Werte«:
K: 220 mg, Na: 2 mg, Ca: 16 mg, P: 18 mg, Fe: 0,5 mg.
A: 0,04 mg, B_1: 0,08 mg, B_2: 0,04 mg, C: 5 mg.
Aromastoffe.
Basisch ++.

Wassermelone
»Innere Werte«:
K: 150 mg, Na: 1 mg, Ca: 10 mg, P: 11 mg, Fe: 0,4 mg.
A: 0,04 mg, B_1: 0,05 mg, B_2: 0,03 mg, C: Spuren.
Aromastoffe.
Leicht basisch +.

Entschlackende Vorzüge der Wassermelone nach Dr.med. E. Schneider: »harntreibend, blutreinigend und günstig bei Nierenleiden, Gicht, Rheumatismus«.

Weintrauben
»Innere Werte«:
K: 150 mg, Na: 3 mg, Ca: 15 mg, P: 20 mg, Fe: 0,5 mg.
A: 0,01 mg, B_1: 0,05 mg, B_2: 0,03 mg, C: 4 mg.
Aromastoffe.
Stark basisch +++++.

Stichwort »Traubenkur«

Die Traubenkur -in Kurorten wie Bad Dürkheim, Bad Kreuznach oder in Südtirols Meran seit langem eine Tradition- kann auch daheim sehr bequem zur Entschlackung und zum Abnehmen genutzt werden.

Verzehrt wird dabei pro Tag etwa 1 kg Trauben (oder etwas mehr). Dazu kommen über den Tag verteilt kleinere Mahlzeiten, wobei nicht mehr als etwa zwei Scheiben Knäckebrot und eine kleine Mahlzeit Pellkartoffeln auf den Tisch kommen.

Wer so verfährt, dürfte übrigens auch keine Probleme mit der Verdauung bekommen. Denn die Kerne und die feste Haut der Trauben üben Reize auf die Darmwand aus und führen so zu einer Beschleunigung der Darmpassage.

Besondere Vorzüge weisen die roten Trauben auf, und zwar durch ihren Farbstoff Anthozyan. Man zählt solche Substanzen, die Bioflavonoide, zu den Krebsschutz-Faktoren, und sie entfalten damit eine ähnlich protektive Wirkung wie etwa ß-Karotin, das Pektin -auch dieses ist in Trauben reichlich vorhanden- oder das Vitamin C.

Sehr erfrischend, »aufmöbelnd« und aktivierend können sich vornehmlich Safttage mit roten Weintrauben auswirken. Hierbei nimmt man keine feste Nahrung zu sich und »verzehrt« stattdessen 1 bis 2 Liter Traubensaft - frisch gepreßt, versteht sich, und nicht etwa Säfte aus dem Supermarkt. Und noch etwas gilt es zu bedenken: der Traubensaft sollte verdünnt werden, z.B. mit Mineralwasser, und er sollte in kleinen Schlucken getrunken werden. Kräutertee zwischendurch ergänzt diese Kur.

Wie im Falle der Äpfel, so finden auch die Trauben das besondere Interesse der Agro-Chemiker. Sie werden in der Regel ausgiebig gespritzt. Um Rückstandsrisiken zu mindern, sollten Trauben deshalb vor dem Verzehr oder dem Versaften gründlich in warmem bis heißem Wasser gewaschen werden.

Zitrone
»Innere Werte«:
K: 144 mg, Na: 3 mg, Ca: 19 mg, P: 16 mg, Fe: 0,5 mg.
A: 0,0 mg, B_1: 0,05 mg, B_2: 0,02 mg, C: 53 mg.
Reich an Fruchtsäuren. Aromastoffe.
Stark basisch +++++.

Beerenfrüchte (-Säfte)

Bei den Beeren, den »Früchten voller Süße« (J. W. von Goethe), fällt ihr durchgehend guter Gehalt an Eisen auf. In der entsprechenden Jahreszeit sollte man nach Möglichkeit »Beeren-Tage« einlegen; denn der Mensch ernährte sich ja ursprünglich, wie man sagt, von Wurzeln, Beeren und Nüssen.

Und besonders die Baum- und Strauchfrüchte dürften in ihrer ausgewogenen Nährstoffzusammensetzung (u.a. fettarm und kohlenhydratreich) eine vorzügliche vitalisierende Speise sein. Hinzu kommen zahlreiche appetitanregende Aromastoffe sowie auch Ballaststoffe, die für einen »zügigen Durchlauf« der Nahrung durch den Verdauungstrakt sorgen.

Brombeere
»Innere Werte«:
K: 180 mg, Na: 2 mg, Ca: 31 mg, P: 25 mg, Fe: 0,9 mg.
A: 0,03 mg, B_1: 0,03 mg, B_2: 0,04 mg, C: 17 mg.

Aromastoffe.
Basisch.

Erdbeere
»Innere Werte«: Guter Vitamin C- und Eisenspender!
K: 156 mg, Na: 2 mg, Ca: 24 mg, P: 25 mg, Fe: 1,0 mg.
A: 0,01 mg, B_1: 0,03 mg, B_2: 0,06 mg, C: 62 mg.
Aromastoffe.
Leicht basisch +.

Hätten Sie gedacht, daß die Erdbeere einen Inhaltsstoff aufweist, der dem Aspirin, also der Acetylsalycilsäure, verwandt ist? Es handelt sich um die Methylsalycilsäure. Auf ihr Wirken führt man gewisse therapeutische Erfolge bei rheumatisch-entzündlichen Erkrankungen zurück, wie sie von der Volksmedizin behauptet werden.

Heidelbeere +++++
»Innere Werte«:
K: 73 mg, Na: 1 mg, Ca: 13 mg, P: 11 mg, Fe: 0,7 mg.
A: 0,02 mg, B_1: 0,03 mg, B_2: 0,02 mg, C: 20 mg.
Gute Chlorophyll-Gehalte, Aromastoffe. Gerbstoffreich. Der blaue Farbstoff wirkt antibakteriell.
Leicht basisch +.
Untersuchungen Prof. Heupkes haben ergeben, daß Inhaltsstoffe der Heidelbeere schädliche Darmkeime abtöten können. Sein Urteil: »Getrocknete Heidelbeeren und Heidelbeersaft sollte jeder im Hause haben!«

Himbeere
»Innere Werte«:
K: 200 mg, Na: 2 mg, Ca: 40 mg, P: 40 mg, Fe: 1,0 mg.
A: 0,01 mg, B_1: 0,03 mg, B_2: 0,07 mg, C: 25 mg.
Aromastoffe. Reich an Fruchtsäuren und Pektinen.
Basisch.

Holunderbeeren
»Innere Werte«: Sehr ausgewogenes Inhaltsspektrum (Eisen, Calcium).
K: 303 mg, Na: 1 mg, Ca: 37 mg, P: 57 mg, Fe: 1,6 mg.
A: 0,06 mg, B_1: 0,07 mg, B_2: 0,07 mg, C: 27 mg.
Aromastoffe.
Basisch.

Rote Johannisbeere
»Innere Werte«:
K: 238 mg, Na: 1 mg, Ca: 29 mg, P: 27 mg, Fe: 1,0 mg.
A: 0,01 mg, B_1: 0,04 mg, B_2: 0,03 mg, C: 40 mg.
Aromastoffe.
Leicht basisch +.

Schwarze Johannisbeere +++++
»Innere Werte«: Außerordentlich hoher Vitamin C-Gehalt. Gute Eisen- und Calcium-Werte!
K: 341 mg, Na: 3 mg, Ca: 53 mg, P: 40 mg, Fe: 1,3 mg.
A: 0,03 mg, B_1: 0,05 mg, B_2: 0,05 mg, C: 189 mg.
Aromastoffe.
Basisch ++.

Stichwort »Flavone« (Bioflavonoide)

Z.B. Hesperidin, Citrin, Rutin. Pflanzenfarbstoffe, Pigmente (gelb, rot, blau) und Wirksubstanzen, deren Eigenschaften bis heute nicht hinreichend erforscht sind und die das Zeug dazu haben, in Zukunft noch für so manche Überraschung zu sorgen.

Sie wurden auch Vitamin P genannt, eine Bezeichnung die auf den Nobelpreisträger Albert Szent-Györgyi (Entdecker der Ascorbinsäure) und seinen Kollegen King zurückgeht. Gewonnen wurden sie beispielsweise aus Zitronenschalen (Citrin), und auffällig war vor allem ihr Vermögen, geschwächte Kapillaren wieder funktionstüchtig zu machen.

Von »Vitamin P« spricht man heute allerdings nicht mehr, da nicht nachzuweisen war, daß diese Substanzen nun tatsächlich auch zufuhrnotwendig sind. Aber in der Folgezeit entdeckte man immer mehr ähnlich wirkender Stoffe in den Pflanzen und faßte sie unter dem Oberbegriff der Flavonoide zusammen.

Es handelt sich dabei um bestimmte Glykoside, pflanzliche Zuckerverbindungen, die im Verein mit Vitaminen -eine besondere »Anhänglichkeit« haben sie dabei an das Vitamin C- möglicherweise dem Krebs vorbeugen und Schutz bieten vor Herzinfarkt und Schlaganfall. Die Grundlage dafür ist sicherlich in einer Stärkung des Immunsystems zu suchen, wie auch ein gewisses Entgiftungspotential sowie antibiotische, keimtötende Wirkungen unverkennbar sind. Schon heute hält man in der Medizin ihr Vorhandensein als besonders wichtig »als Redoxsystem, Wasserstoff-Akzeptator«. Die Flavone schützen vor sog. »Freien Radikalen« und stellen sicher, daß Vitamin C nicht inaktiviert wird.

Bestimmten Flavonen kommen darüber hinaus spezifische therapeutische Wirkungen zu; beispielsweise dem Nobiletin, dem man eine stärkere entzündungshemmende Kraft zuschreibt als dem Cortison (L. Kenton). Größte »Popularität« hat bislang wohl das Rutin (besonders reichlich vertreten in Buchweizen) erlangt, das auf den Gehirnstoffwechsel Einfluß nehmen und bei Depressionen helfen kann.

Ob nun Vitamin oder nicht - der Konsument fährt auf jeden Fall gesundheitlich besser, wenn ihm zusammen mit den Vitaminen auch Flavone zugeführt werden, soviel steht fest. Vitamine werden besser verwertet und erfüllen ihre Aufgaben zuverlässiger und präziser.

Allerdings sollte man beachten, daß die Flavone instabil sind und an der Luft und bei Hitzeeinwirkung schnell inaktiv werden

Quellen für Flavone: Obst und Gemüse in ihrer »bunten« Vielfalt. In tierischen Nahrungsmitteln sind sie nicht vertreten!

Preiselbeere
»Innere Werte«:
K: 77 mg, Na: 2 mg, Ca: 14 mg, P: 10 mg, Fe: 0,5 mg.
A: 0,0 mg, B_1: 0,02 mg, B_2: 0,02 mg, C: 12 mg.
Aromastoffe.
Basisch.

Sanddorn
»Innere Werte«: Vitamin C!!! Vitamin A!
K: 133 mg, Na: 4 mg, Ca: 42 mg, P: 9 mg, Fe: 0,4 mg.
A: 0,25 mg, B_1: 0,03 mg, B_2: 0,2 mg, C: 450 mg.
Aromastoffe.
Basisch.

Stachelbeere
»Innere Werte«:
K: 180 mg, Na: 1 mg, Ca: 24 mg, P: 30 mg, Fe: 0,6 mg.
A: 0,03 mg, B_1: 0,03 mg, B_2: 0,02 mg, C: 34 mg.
Aromastoffe.
Stark basisch ++++.

Kräuterwürzen, Heil- und Wildpflanzen, therapeutisch nutzbare Früchte für Frischpflanzensäfte und Frischkostsalate

Artischocke
Leberwirksam, entgiftend.

Bärlauch
(Allium ursinum). In der Volksheilkunde ist eine Anwendung bei »bakteriell verursachten Magen- und Darmerkrankungen« bekannt. Die desinfizierende und leicht antibiotische Wirkung kann mit jener seiner »Verwandten«, von Knoblauch und Zwiebeln, verglichen werden. Blutreinigende Wirkung schreibt man der Heilpflanze zu, ebenso wie eine Gefäßerweiterung. Erhöhte Blutdruckwerte werden normalisiert. Dies alles deutet auf eine milde, vorbeugende Wirkung hin zur Verhütung von Gefäßverengungen (Arteriosklerose) mit ihren Folgekrankheiten Herzinfarkt und Hirnschlag.

Birke
(Betula alba). Den meisten von uns im Zusammenhang mit Haarwasser bekanntgeworden - und dies nicht von ungefähr: regen die enthaltenen Inhaltsstoffe den Haarwuchs doch mitunter kräftig an.

Am besten bewährt sich dazu übrigens frischer Preßsaft, und diese Anwendungsform ist es auch, die im Zusammenhang mit der Entschlakkung interessiert. Birke -die Auszüge vor allem von Blättern- wirkt auf die Ausscheidungsorgane und kann die Ausleitung von Wasser um das Dreifache steigern. Dies entlastet das Kreislaufsystem und vor allem das Herz.

Hinsichtlich der Menge wird empfohlen, kurmäßig täglich etwa 2 Eßlöffel Birkensaft mit Tee oder Heilwasser verdünnt einzunehmen.

Bohne
(Phaseolus coccineus). Regeneration der Bauchspeicheldrüse.
Kurz bevor es für Diabetiker Hilfe durch das Insulin gab, hatte man entdeckt, daß es in der gewöhnlichen Gartenbohne Wirkstoffe gibt, die sich bei der Zuckerkrankheit vorteilhaft auswirken. Diese sog. Glukokinine in grünen Bohnenkernen können dabei mitwirken, die Glukosetoleranz zu verbessern, also die Verwertung des Zuckers durch die Körperzellen.

Dies ist sicherlich ein wertvoller Hinweis für die Vorbeugung, vor allem auch deshalb, weil sehr viele Menschen die Veranlagung für den in späteren Jahren auftretenden »Erwachsenen-Diabetes« in sich tragen (auch wenn das Leiden glücklicherweise nicht notwendig zum Ausbruch kommen muß). Wir müssen bedenken, daß gerade der Verzehr von isolierten Kohlenhydraten (Industriezucker, Weißmehlprodukte) die Bauchspeicheldrüse oft permanent auf (Hoch-) Touren bringt und so das Organ in vielen Fällen einfach erschöpft. Alle Maßnahmen, die dem Körper dabei helfen, mit dem vorhandenen Insulin besser auszukommen, sind deshalb zu begrüßen.

Borretsch
Reich an Gerbsäure, Flavonen, Mineralstoffen (Kieselsäure). Entzündungshemmend, nervenberuhigend.

Brennessel
»Klassisches« Frühjahrs-Kur-Kraut.
Der Brennessel werden ausgesprochen positive Wirkungen auf das Blut nachgesagt: die enthaltenen Wirkstoffe reinigen und regenerieren (Blutfarbstoff Hämoglobin) den »Lebenssaft«, verbessern die Durchblutung und damit die Sauerstoffversorgung der Zellen. Außerdem regen sie die Flüssigkeitsausscheidung an. »Infektanfälligkeit, gichtisch-rheumatische Erkrankungen, Prostataleiden, Ekzeme, Allergien und Haarwuchsstörungen« sind weitere geeignete Anwendungsgebiete des so weitverbreiteten wie vielseitigen »Unkrauts« (E. Rauch und P. Kruletz).
In der Naturheilkunde verwendet man meist Brennesseltee oder entsprechende Tinkturen. Um ein Vielfaches wirkungsvoller jedoch ist naturgemäß der Frischpflanzen-Preßsaft.

Brunnenkresse
Verwendet werden die Blätter und Blüten; Erntezeit: April bis Juni.
Blutreinigend. Anregung und Aktivierung von Stoffwechsel und Ausscheidung.

Dill
Reich an ätherischen Ölen, blähungswidrig, entwässernd.

Hafer, grünes Kraut
Gut für Diabetiker, zur Vorbeugung.

Knoblauch
Blut- und darmreinigend, Ausleitung von Körperschlacken. Wirkt über die Pflege der Arteriengesundheit auf Herz und Gesundheit.

Kürbis
Vorbeugung von Blasen- und Prostataleiden, entwässernd.

Löwenzahn
»Klassisches« Frühjahrs-Kur-Kraut.

(Zitronen-) Melisse
Verwendet werden Blätter und Knospen; Erntezeit: März bis September.
Ausgleichend, hilfreich bei nervösen Störungen (Magen, Herz und Kreislauf)

Pfefferminze
Verwendet werden die Blätter; Erntezeit März bis September.
Förderung der Magentätigkeit, Aktivierung des Stoffwechsels.

Meerrettich
Verdauungsaktivierend, sehr mineralstoffreich (Eisen, Magnesium), bedeutender Gehalt an Vitamin C. Siehe unter Gemüsen.

Rote Bete
Aufbaumittel, harntreibend; jedoch Vorsicht: Nitrat!

Salbei
Verwendet werden Blüten und Blätter; Erntezeit: Mai bis August.
Entzündungswidrig (Zahn-, Mund-, Rachenerkrankungen).

Sauerkrautsaft
Positive Wirkung auf Darmflora, leicht abführend.

Schnittlauch
Hoher Gehalt an ätherischen Ölen, Vitamin C; verdauungsfördernd.

Sellerie
Entschlackend.

Spitzwegerich
Blutreinigung.

Thymian
Verwendet werden Blüten und Blätter; Erntezeit: Juni-September. Hilfreich bei Erkrankungen der Atemwege, schleimlösend und auswurffördernd.

Wacholder
Nierenbeschwerden.

Stichwort Getreide, Gräser, »Weizengrassaft«

Dem Gras scheint eine besondere ursprüngliche Qualität innezuwohnen. Dafür spricht der Siegeszug der Getreide während der vergangenen 10.000 Jahre, welche die Ernährung des Menschen auf eine neue, sichere Basis gestellt und unsere kulturelle Höherentwicklung erst ermöglicht hat.

Doch nutzen wir dieses »Gold des Feldes« eigentlich richtig und angemessen? Schöpfen wir alle darin enthaltenen Werte angemessen aus? Begnügen wir uns nicht vielleicht mit den Schlacken und lassen das Erz unbeachtet?

Vieles spricht dafür, daß uns hier jahrhundertelang das Nichtwissen ein reiches, buntes Paradies an Möglichkeiten verbarg und die Türen dazu neuerdings aus schierer Gedankenlosigkeit verschlossen bleiben.

Denn wir könnten es besser wissen:

- Vor kurzem wurde eine Getreidenahrung entwickelt, die darauf beruht, daß im angekeimten, enzymatisch angereicherten Getreidekorn die spezifischen Gehalte im Hinblick auf die Erfordernisse des menschlichen Stoffwechsels, der Verdauung, wesentlich besser aufbereitet vorliegen als etwa im getrockneten Korn. Fast alle modernen Ernährungsweisen bauen nun jedoch auf der letzteren, der schwächeren Version ursprünglicher Getreidenahrung auf. Diese stellt aber nur die Ruheform des Getreides dar, bildet eine »natürliche Konserve«, in der die Lebensvorgänge stark zurückgenommen sind. Enzym-Getreidenahrung dagegen bietet ein in allen seinen Teilen »erschlossenes« Korn, in dem die Enzyme -jene geheimen Baumeister des Lebens- ihr Werk schon begonnen haben, das dann im Verlaufe des Verdauungsprozesses im menschlichen Organismus vollendet wird.
- Zur richtiggehenden Mode-Welle vor allem in den Vereinigten Staaten

ist inzwischen der Rummel um den Weizengrassaft geworden. Wer sich dieses Mittels bediene, so meint man, könne sein grünes Wunder erleben (»The green magic«; siehe weiter unten). Der Organismus werde geradezu überschwemmt mit Chlorophyll, wertvollen Vitaminen, Mineralstoffen und Pflanzenhormonen: »Weizengras entgiftet -vielen Untersuchungen zufolge- den Darm, senkt den Blutdruck, baut überschüssiges Cholesterin ab, hemmt Entzündungen, bildet rote Blutkörperchen« (Münzing-Ruef).

- Doch nicht nur der Weizen ist in dieser Hinsicht interessant. In Japan nahm man sich Gerstenpflanzen vor und fand im Saft der jungen Sprossen seltene Enzyme, die in der Lage waren, Strahlenschäden, wie sie bei Röntgenuntersuchungen entstehen, zu mildern. Andere Enzyme aus Gerstensaft stimulieren das Immunsystem und wirken vorzeitigen Alterserscheinungen entgegen.

Wir sollten bei all diesen Ergebnissen jedoch bedenken, daß auch das »grüne Wunder« etwas sehr Natürliches ist und in seinen Wirkungen deshalb auch etwas, das nur im Verein mit einer bewußten, stimmigen Lebensführung zur Geltung kommt.

Die Natur ist nicht gütig an sich, sie handelt nach strengen Gesetzen, außerhalb derer wir es uns nicht ungestraft bequem machen können. Einen solchen Versuch unternahm der moderne Mensch, und das Mittel dazu waren ihm der technische Fortschritt und die Naturwissenschaften. Er bezahlte für die naturferne Sonderexistenz, die ihm dadurch ermöglicht wurde unter anderem mit einer Reihe -jedenfalls was das herkömmliche medizinische Instrumentarium angeht- praktisch unbehandelbarer Zivilisationsleiden.

Besinnung ist nunmehr von uns verlangt, wollen wir dem selbst inszenierten Teufelskreis entrinnen. Es genügt nicht, daß wir uns mit Hingabe einer der stets sich erneuernden Bio-Ernährungs-Wellen verschreiben und glauben, damit dem geforderten Umdenken Genüge getan zu haben.

Weizengrassaft mag deshalb durchaus seine besonderen Vorzüge haben; er entstammt einer Pflanze, die sich in der Phase ihrer maximalen Vitalität befindet. Insgesamt gesehen birgt jedoch auch beispielsweise der Saft jungen Feldsalates, von Brunnenkresse oder frischem Brokkoli auf seine Art keine geringeren Lebenswerte oder weniger gesunderhaltende Potenz. Die Namen von Hans Fischer, ein Nobelpreisträger aus den 30er Jahren, oder von Max Gerson stehen für solche Erkenntnisse - nur liegt die Phase ihres Wirkens schon ein knappes Menschenalter zurück.

Bei aller Begeisterung für das Neue müssen wir also das Augenmaß bewahren. Ernährungsmoden darf man nicht belächeln oder geringschätzen. Sie sind die Häutungen, die jedes wichtige Thema durchmachen muß, will es im Gespräch bleiben (und das sollte es ja in unserem ureigensten Interesse). Es gilt jedoch, über den Schlagzeilen des Augenblicks das Erbe der Vergangenheit nicht zu vergessen. Neue Perspektiven bringen uns nur dann voran, wenn sie den Horizont unserer Erkenntnisse um zusätzliche Perspektiven bereichern und nicht die ganze andere Fülle an Farben und Formen verdunkeln - auch in diesem Sinne sollte das vorliegende Buch gelesen werden.

Zinnkraut
Entschlackend.

Zwiebel
Entschlackend; siehe unter »Gemüse«.

Welcher Saft für welches Leiden? - Wertvolle Unterstützung für »Herz und Nieren«

Ganz allgemein kann man sagen, daß Frischsäfte das körpereigene Immunsystem kräftigen. Vorteilhaft bei bestimmten anlagebedingten Schwächen sind beispielsweise folgende Kombinationen:

Herz & Kreislauf: Sauerkirsche, Knoblauch, Zwiebeln, Bärlauch, Trauben, Schwarze Johannisbeere, Weißdorn, Mistel, Schafgarbe, Artischocke

Blutdruck: Mistel, Weißdorn, Weizengras

Darm, Verdauung: Apfel, Gänsefingerkraut, Zwiebel, Kamille, Kohl, Rote Bete, Wermut, Melisse, Salbei, Schlehe, Schafgarbe, Rettich, Möhre, Tomate, Papaya und Ananas zur Unterstützung der Eiweißverdauung

Magen: Heidelbeere, Kartoffel, Kamille, Dill, Weißkohl, Melisse, Karotten, Salbei, Tomaten, Gänsefingerkraut

Leber, Galle: Brennessel, Löwenzahn, Apfel, Zwetschge, Artischocke, Aubergine, Schwarzrettich, Rote Bete, Bohne

Nieren/Blase: Apfel, Birke, Birne, Kürbis, Meerrettich, Sellerie, Zinnkraut, Bärentraubenblätter, Bohne, Petersilie

Rheuma, Gicht: Gurke, Apfel, Birne, alle Beerenfrüchte, Kirschen, Schwarzer Holunder (nicht roh konsumieren!), Birke, Brennessel, Eberesche, Johannisbeere

Allergien: Brennessel, Zinnkraut, Johanniskraut
Immunsystem, Infektanfälligkeit: Rote Bete, Brombeere, Fenchel, Holunderbeere
Diabetes: Beerenfrüchte, Busch- und Stangen-Bohne, Saft aus grünem Hafer, Spinat
Atemwege: Apfel, Pfirsich, Heidelbeere, Brombeere, Huflattich, Zinnkraut, Eberesche, Salbei, Kamille, Spitzwegerich, Thymian, Zwiebel
Depression, Schlaflosigkeit: Borretsch, grüner Hafer, Johanniskraut
Hautleiden: entschlackende Säfte aus Brennessel, Löwenzahn, Brunnenkresse, Petersilie. Gurke. Weißkohl (allergisch bedingte Beschwerden)
Venenleiden: Zinnkraut, Schafgarbe, Gänsefingerkraut
Kopfschmerzen: Johanniskraut, Hafer, Melisse, Kamille, Thymian

Wollte man alle diese Spezialitäten frisch zubereiten, so wäre dies sicher eine mehr als abendfüllende Veranstaltung, nicht zu vergessen alle jene viele Menschen, die in der Stadt, fernab von saftigen Wiesen und Auen wohnen. Deshalb ein Hinweis: im Reformhaus gibt es Frischpflanzensäfte (pasteurisiert) aus Brennessel, Löwenzahn, Artischocke und vielen anderen Gewächsen. Davon kann man geringe Mengen dem selbst zubereiteten Apfelsinen- oder Karottensaft zugeben.

Es entspricht wohl am ehesten unseren Gewohnheiten, wenn wir die Rohsäfte folgendermaßen verteilen: morgens und abends Obst; mittags Gemüse.

Ein Saft beispielsweise aus Möhren hat in stärkerem Maße den Charakter eine »Mahlzeit« als jener etwa aus Grapefruits.

Scheuen Sie sich jedoch auch nicht, Obst- und Gemüsesäfte bei Ihren Experimenten zu mischen, wenn Sie damit gute Erfahrungen machen. Irgendwann werden Sie vielleicht lesen, daß dies schädlich sei, weil der Magen in einem solchen Fall »verschiedene Verdauungssäfte gleichzeitig produzieren« müsse. Gerade auf dieses Erfordernis ist unser Verdauungssystem jedoch gut trainiert, und entsprechende Warnungen sind zwar gut gemeint, sie zwängen die Ernährung jedoch in ein unpassendes, beengendes Korsett und komplizieren einen Lebensbereich, in dem es doch um eine Vereinfachung, um die Rückkehr zu natürlichen Verhältnissen gehen sollte.

Warum gerade frisches Obst, Gemüse und Wildkräuter?

Eine solche Ernährungsweise ist betont **basenreich**, es werden praktisch keine Nahrungsmittel aufgenommen, die im Körper Säuren bilden (auch Zitrusfrüchte reagieren im Stoffwechsel letztendlich basisch). Dies wirkt der bei allen Entschlackungskuren auftretenden Fasten-Azidose (= Übersäuerung) entgegen und schont die köpereigene Alkalireserve, die ansonsten als Puffer herhalten muß, um ein ausgeglichenes Säure-Basen-Gleichgewicht aufrechtzuerhalten.

In einer Liste von »natürlichen Schutzstoffen, die Zellentartungen vorbeugen«, zusammengestellt von dem bekannten Spurenelemente-Forscher Prof.Dr.Dr. Karl-Heinz Schmidt (Tübingen), kamen praktisch nur pflanzliche Erzeugnisse vor. Beispielsweise die Substanzen Indol und aromatische Isothiocynate aus Kohlgemüsen. Eine Ausnahme machte nur das Selen, das sich auch in Muscheln oder Milch findet. Aber auch hier sind Selenquellen wie Getreide oder besonders Bierhefe den tierischen Produkten bei weitem vorzuziehen.

Außerdem ist Frischkost reich an Fermenten. Die Früchte tragen also gewissermaßen die Werkzeuge selbst im Gepäck, die zu ihrem Abbau und ihrer Verwertung notwendig sind, ein Effekt, den man Autolyse, also »Selbstauflösung im Darm« (Dr. Renate Collier) nennt.

In diesem Zusammenhang sollte man auf einen Nahrungsfaktor besonders hinweisen, der ansonsten in Nährstofftabellen keine Beachtung findet: das Blattgrün.

Chlorophyll

Auch Chlorophyll ist ein »besonderer Saft«. In seiner chemischen Struktur ähnelt es dem Hämoglobin unseres Blutes - ein bemerkenswerter Umstand, von dem man bereits seit mehr als 100 Jahren weiß und aus dem der berühmte Physiologe Prof. Abderhalden weitreichende Schlüsse zog. Der rote und der weiße Lebenssaft unterscheiden sich nur in ihrem metallischen Kern: das Chlorophyll organisiert sich um den Mineralstoff Magnesium, Hämoglobin um das Spurenelement Eisen.

Welche Nutzen aus solcher Verwandtschaft gezogen werden kann, zeigt folgendes Beispiel. Die amerikanischen Ernährungsforscher Leslie und Susannah Kenton berichten über Versuche mit anämischen Kaninchen (Anämie = Blutarmut), bei denen die erkrankten Tiere innerhalb von zwei Wochen allein durch Fütterung mit Chlorophyll geheilt wurden und wieder ausreichend zahlreiche rote Blutkörperchen zu bilden in der Lage waren. Dies ist umso bemerkenswerter, als Chlorophyll -im Pflanzenverbund aufgenommen- keinerlei unerwünschte Nebenwirkungen entfaltet, wie sie ja ansonsten jedem wirksamen Medikament anhaften.

Es gibt Gründe genug für die Annahme, daß das Chlorophyll als vorbeugendes Prinzip bis heute unzureichend genutzt wird. Manche Experten sprechen sogar von Heilerfolgen bei »Herzkrankheiten, Arteriosklerose (Arterienverkalkung), Nebenhöhlenentzündung, Knochenmarkentzündung, Parodontalpyorrhoe und Depression« (Kenton).

Darüber hinaus gehört das Chlorophyll möglicherweise in die Gruppe der Krebsschutzsubstanzen (wie z.B. die Vitamine C, ß-Karotin = Vorstufe von Vitamin A, oder das Spurenelement Selen) und »bremst« bestimmte Schadsubstanzen, die das Erbgut der Zellen zu deformieren und somit das Entstehen von Tumoren zu provozieren vermögen (Texas Systems Cancer Center). Hierzu paßt auch die Vermutung, daß Chlorophyll die Reparaturmechanismen der Körperzellen unterstützt. Ein solches Vermögen vermindert die möglichen Schäden, wie sie z.B. aus leichter radioaktiver Bestrahlung entstehen können (Dr. Ann Wigmore, Boston/Prof. Dr. Hugo Hubancek, Wien). Überhaupt werden heute die sog. grünen und gelben Gemüse (letztere als ß-Karotin-Spender) weltweit z.B. von der Weltgesundheitsorganisation oder der amerikanischen Krebsgesellschaft »dringend empfohlen« (Münzing-Ruef), da sie eine unersetzliche Quelle für zahlreiche Spurensubstanzen darstellen.

Trotzdem sollte man nicht allzu überschwenglich sein. Was wir hier an Zeugnissen für die Wirksamkeit des Chlorophylls anführen, beruht auf Einzelbeobachtungen. Diese sind in keiner Weise etwa so gesichert, wie dies für einzelne Vitamine oder Spurenelemente wie das Chrom oder Selen zutrifft. Die bisherigen Daten genügen den Anforderungen der exakten Wissenschaft bei weitem nicht.

Trotzdem: Chlorophyll wird besonders in den Vereinigten Staaten auch therapeutisch verwendet, vor allem bei Allergien und Verdauungsstörungen, und dies nicht nur von reinen medizinischen Außenseitern.

Und noch etwas sollte man im Auge behalten: Das bislang erkennbar gewordene Wirkungsspektrum reiht das Chlorophyll in die Gruppe jener Nahrungs-Inhaltsstoffe ein, die vorzeitigen Alterserscheinungen entgegenwirken. Rohe, grüne Säfte sind so etwas wie eine intensive »pflanzliche Zelltherapie« mit unübertrefflich verjüngendem, reinigendem Effekt.

Natürlich erschließt man sich diese Quelle auch durch den Verzehr von Grünblattgemüsen oder von geeigneten Sprossen (gekeimte Luzern,

Mung-Bohnen, Weizengras), und man sollte sich eine solche mildere, weniger massive Form der Nutzbarmachung »chemischer Sonnenenergie« im Alltag zunutze machen. Sprossen sollten in diesem Falle während der letzten Keimungsphase an einem hellen Ort gezogen werden, damit sie viel Licht und Sonne abbekommen.

Die bekannte Medizinjournalistin Ingeborg Münzing-Ruef hat einmal eine List der besonderen Talente des »grünen Blutes der Pflanzen« aufgestellt - und diese Leistungsbilanz des Chlorophylls liest sich wahrhaftig beeindruckend:

- Zellebene: hier reinigt es die Grundbausteine unseres Körpers, repariert und baut neu auf.
- Blut: Chlorophyll unterstützt die Bildung roter Blutkörperchen.
- Stoffwechsel/Verdauung: die Leber und ihre Entgiftungsfunktionen werden gestärkt, Chlorophyll wirkt darmreinigend und fördernd für die Ausbildung und Stabilisierung einer gesunden Darmflora.
- Immunsystem: die Durchschlagskraft der Abwehrmechanismen wird verbessert, krebserregende Stoffe im Organismus werden gehemmt und Belastungen aus der Umwelt (Luftschadstoffe u.a.) werden besser unter Kontrolle gehalten.

Es ist also nicht zu übersehen: vor allem im Zusammenhang mit Entschlackungs- und Reinigungskuren, aber auch in unserer Alltagsernährung, kommen wir um diesen Faktor nicht herum. Besonders intensiv nutzen können wir ihn in Verbindung mit frischgepreßten Säften (z.B. durch Zusatz von Kräuterpflanzen wie Schnittlauch, Petersilie, Zitronenmelisse oder noch besser: von Wildkräutern wie Brennessel, Löwenzahn oder Wegerich).

Die Elemente einer wirksamen Entschlackungskur im Überblick

Nahrungsreduktion (eventuell Fasten)
+ salzarme, kaliumreiche, vorwiegend vegetarische Kost
Morgenfasten (verlängerte »Erholungsphase« für die Verdauungsorgane)
Saftfasten
+ kurmäßige Anwendung frischer Heilpflanzensäfte, Grünsäfte-Kuren
Saftfasten unterstützt durch Trinkmolke (Unterstützung der Verdauung)

Rohkost
reine Obsttage mit Sorten der jeweiligen Jahreszeit (Beerenfrüchte, Trauben)
Teemischungen
Wildkräutersalate
Schwitzkuren
Saunabäder
Warum Saunabaden?

Der Körper scheidet dabei aus. Vor allem Schweiß. Mit diesem aber auch manches Überflüssige und Schädliche, von dem er sich ansonsten nur schwer befreien kann.

Die ungewohnten Wärmereize fachen darüber hinaus das Stoffwechselfeuer an, merklich an der gesteigerten Durchblutung. Unterbrochen von kalten Duschen, bewirkt das Saunabaden ein Training für Herz und Kreislauf, besonders für die Blutgefäße. Die dabei (zurück-) gewonnene Flexibilität schlägt sich auch in einer verbesserten Leistung des körpereigenen Immunsystems nieder (z.B. verbesserte Infektabwehr).

Massagen
Atemgymnastik
Bewegung an frischer Luft

Hauptschauplätze der Entschlackung

2. Teil: Begriffserklärungen

Was müssen wir uns unter dem Begriff der »Verschlackung« vorstellen?

Die Bezeichnung »Schlacken« wird -auf den menschlichen Körper bezogen- von der Schulmedizin bekanntlich abgelehnt. Und doch hat das damit verbundene Vorstellungsgebäude seinen Platz innerhalb der modernen Erklärungsmodelle für Gesundheit und Krankheit.

Denn man stellt sich den Körper der Lebewesen heute als »vernetztes System« vor, als ein Gewebe, in dem Informationen beständig ausgetauscht werden.

Gesundheit ist dadurch gekennzeichnet, daß dieser Fluß, dieses Zusammenwirken weitgehend ungestört vor sich geht und sich innerhalb einer »physiologischen Bandbreite« (Prof. Paul Lüth) abspielt.

Werden die gewünschten Werte leicht verfehlt, dann haben wir es mit einer »Gerade-noch-Gesundheit« zu tun. Hält ein solches leichtes Ungleichgewicht über längere Zeit an, so ergibt sich ein allmählich merklicher, krankhafter Befund. Stimmt das Gefüge der Daten nicht mehr, spricht man von manifesten Erkrankungen.

Solche Vorstellungen stützen die Theorie von der Ganzheitlichkeit alles Körpergeschehens und vor allem der Krankheitsabläufe. Wenn im Körper alles mit allem zusammenhängt, dann kann man nicht mehr einfach von einer Lokalerkrankung sprechen.

Und ein offenkundig gestörtes Organ (z.B. die Bauchspeicheldrüse beim Erwachsenendiabetes) muß über eine Neuordnung des ganzen Datensystems, nicht allein mit einer punktuellen »Bereinigung«, verbunden sein.

Solche Vorstellungen existierten übrigens bereits in früheren geschichtlichen Epochen. Die Pythagoräer -also die Anhänger des uns aus dem Mathematik-Unterricht bekannten Philosophen Pythagoras- hatten den Begriff der »Isonomie« geprägt, das ist die »innere Übereinstimmung aller Bestandteile« - also die Harmonie.

Gesundheit oder Harmonie im Körper ist nichts anderes als das gott- oder naturgewollte freie Fließen der Kräfte, der Energien oder Informationen, wie immer man es nennen will.

Alle jene Vorstellungen, die man heute unter dem Oberbegriff der Ent- oder Verschlackung zusammenfaßt, zielen auf eben diesen Zusammenhang.

Was uns zu einem belebten, flexiblen, geschmeidigen Organismus macht, ist der ständige Austausch mit der Umwelt über die geheimnisvolle Alchimistenküche des Stoffwechsels, die permanente Umbildung der uns ausmachenden Teile von der einzelnen Körperzelle auf.

Dies umfaßt die unterschiedlichsten Bereiche: die Reparaturen an der DNS nach Schädigungen durch Strahlen ebenso wie die osmotische Regulation auf Zellebene. Elemente des Wandels sind beispielsweise komplizierte Eiweißkörper mit metallischen Komponenten, die für die Stabilität der feinsten Kapillaren (verzweigte Blutgefäße zum Bindegewebe hin) sorgen, um nur eine Momentaufnahme dieser komplexen Vorgänge herauszugreifen.

Und alle diese bewunderungswürdigen Alltagsgeschäfte des Körpers vollziehen sich in jeder Sekunde unseres Daseins. Sie stellen im Sinne des vernetzten Systems ein äußerst vielschichtiges, synchron-verbunden arbeitendes Gefüge an Abläufen dar, und es gilt, große Aufmerksamkeit darauf zu verwenden, daß die gewünschte »physiologische Bandbreite« aufrechterhalten wird.

Diese Pflicht gegenüber unserem Organismus müssen wir erfüllen.

Und eben dieser Bemühung gelten die Maßnahmen zur Entgiftung und Entschlackung, wie sie in diesem Ratgeber vorgestellt werden.

Die Veränderungen vor allem im Bindegewebe sind es, die letztendlich die Quellen der Vitalität austrocknen lassen. Sie rühren an die Wurzeln der »Harmonie« und zerstören die innere Übereinstimmung, aus der die Gesundheit hervorgeht.

Was wird denn eigentlich bei »Entschlackungs«-Kuren nun wirklich ausgeschieden?

Angaben zu den »Schlacken«, dem Gewebsmüll, bleiben in der entsprechenden Literatur oft ziemlich vage. Der Fastenarzt Dr. Heinz Fahrner ist einer der wenigen, die hier Farbe bekannt haben. Er spricht von

- Fetten (einschließlich Cholesterin),
- Harnsäure (aus dem Abbau von Körpersubstanz gleichermaßen wie aus dem »Rückstrom exogener Harnsäure«),
- weiteren Eiweißabbauprodukten und eiweißgebundenen Toxinen,
- Resten von Bakterien und Viren,
- »Fehlkonstruktionen der Eiweißsynthese«.

Befreit sich der Körper jedoch nachweislich auch von Schwermetallen wie Blei, Quecksilber oder Cadmium? Von Kohlenwasserstoffen, DDT oder anderen »Pflanzenschutzmitteln«? Von Konservierungsstoffen, von eingeatmeten oder mit Lebensmitteln und Getränken aufgenommenen Verbrennungsrückständen?

Die Objektivität gebietet es, einzugestehen, daß wir es tatsächlich nicht wissen und nur vermuten können.

Die »individuelle Duftwolke«, die den Fastenden umgibt, genügt sicherlich als Beleg für solche Entgiftungsprozesse nicht. Unangenehme Körperausdünstungen können ja sowohl Begleiterscheinungen der Erneuerung wie auch des Verfalls sein.

Was wird denn eigentlich »gereinigt«?

Entgegen der volkstümlichen Auffassung ist es mit Sicherheit nicht das Blut. Denn Entschlackung heißt nun einmal, daß unerwünschte Stoffe gelöst und zu den »zuständigen« Ausscheidungsorganen (z.B. den Nieren) geschafft werden - und dies verspricht gerade dem Lebenssaft eher »heiße Frachten« denn neue Grade an unverfälschter Reinheit.

Was zu den Zellen, den kleinen aber potenten Funktionseinheiten des Körpers gelangen will (und von dort wieder weggeschafft werden soll!), muß über eine besondere Schwelle treten. Denn auch die feinsten Verästelungen des Gefäßsystems dringen nicht direkt bis zur Pforte oder Rampe der Zellen vor, und dies gilt damit auch für die transportierten Nähr- und Wirkstoffe. Das Geflecht der Versorgungslinien ist vielmehr umgossen vom Mesenchym, also dem Grund- oder Bindegewebe. Dieses ist außerordentlich leistungsfähig. Es nimmt ständig »Ware« (Zukker, Fett-Eiweißkörper und vieles andere mehr) an und verteilt sie an die Adressaten weiter. Und zwar in jeder Richtung: zu den (Organ-) Zellen und von diesen weg. Letzteres heißt, daß sich im Mesenchym auch die Abfallstoffe ansammeln, verbrauchte Substanzen, die ans Blut abgegeben und ausgeschieden werden sollen.

Was passiert, wenn wir dieses sinnreiche und wichtige Organsystem überstrapazieren, liegt auf der Hand. Der »Schwamm« saugt sich voll, die Lager quellen über vor »Verpackungsmitteln« und Sondermüll, die lebenserhaltenden Austauschvorgänge sind behindert.

Sinn und Zweck regelmäßiger Entschlackungskuren ist es deshalb, die Stoffwechselrichtung nach beiden Seiten hin offenzuhalten. Es muß einerseits dafür Sorge getragen werden, daß weniger neue »Abfälle« hinzukommen: **Hierfür steht die Entlastung des Stoffwechsels durch mengenmäßig geringe und pflanzlich orientierte Kost.** Andererseits müssen die Ausscheidungsvorgänge aktiviert, die problematischen Restposten des Wohllebens aufgelöst und abtransportiert werden: **Hierfür sorgen die Impulse z.B. von Heilpflanzen und Rohkost, ebenso wie aktivierendes Bewegungstraining oder Saunabaden.**

Im Zentrum einer jeden Entschlackungskur: Leber und Darm

Welcher Teil des Körpers, würden Sie meinen, bringt uns am intensivsten mit der Außenwelt in Kontakt? Wo ergeben sich die meisten Berührungspunkte?

Es ist nicht die äußere Hülle, der Hautmantel, wie wir spontan vielleicht meinen mögen, sondern der Verdauungsapparat.

Die Waagschale schlägt hier geradezu eklatant zugunsten des letzteren Organsystems aus: denn bringt es unsere Haut auf eine Fläche von kaum 2 qm, so weist allein der Darm eine um das 150fache größere Oberfläche auf (300 qm); berücksichtigt man noch die Mikrofalten des Drüsenepithels, so ergibt sich sogar die unvorstellbare Größenordnung von 4.500 qm!

Die Schlacht gegen die Schlacken entscheidet sich auf zwei Schlüssel- und Problemfeldern, nämlich in Leber und Darm. Sollen die Effekte ins Bindegewebe und zu den Zellen dringen, so müssen diese Organsysteme gestärkt und funktionell unterstützt werden.

Wußten Sie beispielsweise, daß mehr als zwei Drittel der Frauen über 50 Jahre regelmäßig Abführmittel einnehmen? Solche »Verdauungshilfen« bewirken, daß vermehrt Wasser ausgeschieden wird - und damit auch lebensnotwendige Mineralstoffe. Als fatal erweist sich oft der Kalium-Verlust. Folgen sind u.a. Muskelschwäche, Nervenstörungen, Kreislaufprobleme und ... noch ausgeprägtere Stuhlverstopfung!

»Erstes Gebot« bei jeder Frühjahrskur (Dr. E. Schneider) ist es deshalb, den Darm auf natürliche Weise in Schwung zu bringen, vor allem um einer fortschreitenden »Selbstvergiftung aus dem Darm« vorzubeugen, und es steht natürlich ganz außer Frage, daß ein unzureichend arbeitendes Verdauungssystem für den Organismus eine schwere Hypothek darstellt.

Trotzdem sollten wir bedenken: Kann es wirklich von so großem Nutzen sein, den Darm -wie dies bei den strengeren (Heil-) Fastenkuren geschieht- mit Abführmitteln ständig zu verstärkter Ausscheidung anzuregen? Für den Darm selbst wird damit nichts getan (wohl eher im Gegenteil); Ziel ist es vor allem, die künstliche Ausscheidung von belastenden Stoffen zu gewährleisten. Solche Hilfen stellen zweifellos auch Reizungen dar, sie führen zu verstärktem Flüssigkeitsverlust und dezimieren damit auch die Mineralstoff- und Spurenelemente-Depots. Außerdem dürften sie schwerlich dazu beitragen, eine erwünschte, gesunderhaltende Bakterienbesiedelung des Verdauungstraktes (Darmflora) aufzubauen.

Für unsere Kur empfehlen wir deshalb: Bewegungstraining, Gymnastik, Atemübungen (Bauchatmung) in Verbindung mit Rohkost und frischen Pflanzensäften sind der bessere und verträglichere Weg, für gesunde Verhältnisse in der Verdauung zu sorgen.

Tip bei Darmträgheit: Oft hilft schon 1 kleines Glas Apfelsaft vor den Mahlzeiten, hier etwas Abhilfe zu schaffen. Erweisen sich die Probleme als hartnäckig, so könnte man es mit einer sanft aktivierenden Mischung aus Karotte, Roten Beten, Sellerie und Apfel probieren.

Bildet der Darm eine Art erste Barriere gegen Toxine und vielfältige Schadstoffe und Keime, so haben wir es bei der Leber mit der eigentlichen Zentralstelle für die Entgiftung zu tun. Machten wir uns deutlicher bewußt, welch unerhörte Großtaten dieses Organ permanent vollbringt, so würden wir ihm (und damit langfristig uns) das Leben nicht so schwer machen:

- Giftstoffe werden aus dem Blutstrom »gefischt« und soweit abgebaut, daß sie gefahrlos ausgeschieden werden können.
- Die Leber ist die Bildungsstätte des für die Fettverdauung wichtige Gallensafts und sorgt desweiteren für
- Blutgerinnungsfaktoren,
- Glykogen (Energie),
- Eiweißverbindungen (als »Drehscheibe des Cholesterinstoffwechsels«),
- Harnstoff.

Die Leber tut ihre guten Werke bescheiden im stillen; auch wenn wir ihr zuviel zumuten, schlägt sie nicht gleich Alarm - und ergeben erst einmal

Laboruntersuchungen krankhafte Leberwerte, dann ist der Schaden schon relativ weit fortgeschritten.

Deshalb gilt hier die Devise: rechtzeitig die Gefahr bannen, frühzeitig und regelmäßig die natürlichen Funktionen stärken.

Und hierzu eignen sich viele Komponenten von Entschlackungs- und Blutreinigungskuren ganz vorzüglich:

- Schadstoff- und fettarme, möglichst naturbelassene, vorwiegend pflanzliche Kost.
- Zurückhaltung bei Genußmitteln (Alkohol oder Kaffee sollten während der Reinigungskur nicht getrunken werden) und bei Medikamenten. Bedeutende Wirkstoffgruppen der modernen Universitätsmedizin können der Leber schwer zu schaffen machen. Dies gilt für Antibiotika gleichermaßen wie beispielsweise für viele Schmerzmittel, blutdruckregulierende Medikamente (Beta-Blocker) oder Hormongaben (Östrogene). Aber auch bei den »Ausscheidungshilfen« (Abführmittel, harntreibende Tees) sollte man des Guten nicht zuviel tun. Sie stellen für die Entgiftungsorgane Leber und Nieren gleichfalls eine erhebliche Belastung dar.
- Bestimmte Pflanzensäfte können sich als unterstützend erweisen; so z.B. Rote-Bete-Saft (enthält Betain, eine »leberfreundliche« Substanz), Artischocke oder Rettich.

Artischocke beispielsweise enthält den Bitterstoff Cynarin, der erst 1968 entdeckt wurde und von dem man weiß, daß er den Gallenfluß anregt, die Entgiftungsfunktionen des Stoffwechsels unterstützt und auf diese Weise die Leber entlastet.

Für das von ihm sog. »Leber-Jogging« empfiehlt der österreichische Kneipparzt und Medizinalautor Dr. Ulf Böhmig darüber hinaus noch zur Unterstützung: Morgens, mittags und abends soll jeweils eine Tasse Salbei- oder Mariendisteltee getrunken werden - auch in diesem Falle vorwiegend wegen der entlastenden enthaltenen Bitterstoffe.

Entschlackung permanent!

Gesunde »Drinks« und »Säfte-Cocktails« programmieren uns auf Ausscheidung. Immer wieder, besonders im Frühjahr, finden sich in vielen Zeitschriften Berichte zum Entschlacken. »Ballast abwerfen« heißt dabei das Motto, und die Vorschläge ähneln sich stets aufs neue (fasten, weniger essen, Obst-Kuren durchführen).

Dies ist alles durchaus nützlich. Und doch bleiben die Bemühungen des Verbrauchers, der sich hiervon motivieren läßt, in aller Regel nicht von dauerhaftem Erfolg gekrönt. Gewohnheiten lassen sich nicht »sporadisch« und impulsiv ändern. Sie müssen sich einschleifen durch regelmäßige Praxis.

Genau dieser Aspekt ist das eigentliche Anliegen des vorliegenden Buches.

Außerdem soll das Bewußtsein dafür geweckt werden, daß das Entschlacken und Reinigen sich nicht darin erschöpft, den Körper durch Zurückhaltung in der Nahrung zu entlasten. Hier muß mehr zusammenwirken, und wir haben uns deshalb bemüht, die einzelnen Faktoren, die dieses komplexe und lebenswichtige Geschehen des Stoffaustauschs begünstigen, systematisch in einer übersichtlichen Form darzustellen, wie sie bisher noch nicht vorlag.

Wollen wir den Körper wirksam und permanent reinigen, so sollten/müssen neben den bekannten Vitalstoffen (Vitamine, Mineralstoffe, Spurenelemente, Enzyme) auch weitere wichtige Komponenten regelmäßig zugeführt werden:

- Bitterstoffe (z.B. in Artischocke, Löwenzahn, Endiviensalat)
- Bakterizide Stoffe (Lauchgewächse, Zwiebeln, Knoblauch, Bärlauch)
- Farbstoffe (rot: vor allem in Johannisbeeren, Roten Beten; grün: in Salaten, Kohlgemüse, Spinat)
- (leicht) entwässernde Stoffe (in bestimmten Pflanzen wie z.B. Brennnesseln)
- giftbindende Stoffe (Pektin in Äpfeln beispielsweise; auch im intakten Stoffwechsel entstehen schädliche Produkte, die gebunden und auf diese Weise unschädlich gemacht und ausgeschieden werden müssen).

- Das Trinken von Molke bietet darüber hinaus die Möglichkeit, die Ausscheidungsprozesse über den Darm sanft und gefahrlos anzukurbeln, (siehe weiter unten unter »Molkekur«).

Cocktails & Saft-Spezialitäten

Hinweis zu den Mengenangaben: Zur Gewinnung von 100 g Saft benötigt man etwa die 2- bis 3-fache Menge an Frucht.

Die aufgeführten Rezepturen sind nur als Anregungen gedacht. Kreatives eigenes Erproben sind unerläßlich für die Freude an der Sache. Wer mit Frischsäften experimentiert, sollte ein eigenes Rezeptbuch anlegen und darin seine Erfahrungen (Geschmack, Wirkungsweise, Verträglichkeit) niederlegen.

Würzig: Paprika-Gurken-Petersiliensaft
80 g Paprikasaft werden vermischt mit 50 g Gurkensaft und 20 g Petersiliensaft. Diese Mixtur verquirrlt man mit dem Saft einer kleineren Grapefruit und streut etwas Rosenpaprika darüber.

Verdauungsfördernd: Rohkartoffel-Möhren-Zwiebel-Saft
Man nehme hierzu 60 g Saft, gewonnen aus einwandfreien Kartoffeln (keine grünen Stellen), etwa 30 g Möhrensaft und 10 g Zwiebelsaft. Diese Mischung wird mit etwa einem halben Glas Mandelmilch sowie mit 2 Eßlöffeln Zitronensaft verquirrlt.

***Mandelmilch** bringt Gehalte in die Entschlackungskur, die ansonsten leicht zu kurz kommen, vor allem Eiweiß und Fett - und dies auf rein pflanzlicher Basis, ohne die Risiken, die etwa mit cholesterinreicher Nahrung oder dem allergieauslösenden Potential tier-eiweißreicher Kost verbunden sind. In geringeren Mengen gilt dies auch für die B-Vitamine, die ansonsten bei Obst-Kuren u.ä. ebenfalls oft in unzureichendem Maße zugeführt werden. Man gewinnt die Mandelmilch folgendermaßen:*

- 30 Mandeln werden heiß abgebrüht. Dies geschieht deshalb, damit sich die Haut abziehen läßt. Danach werden sie im Mixer zermahlen, mit etwa 200 ml Wasser vermischt und durch ein feineres Sieb gegeben. Die übrigbleibende milchige Flüssigkeit wird dann verwendet.

Schnell bereitet: Apfel-Birnen-Drink oder ApfelSinen-Saft
Aus je 2 Früchten wird ein Saft bereitet. Hinzu gibt man den Saft einer halben Zitrone.
Im Sommer/Herbst ergänzt man die Mischung durch Beigabe von Saft, frisch gewonnen aus Heidel- oder Johannisbeeren u.a.

Dunkel: Rote-Bete-Saft
100 g Saft von Roten Beten vermixt man mit 1 Eßlöffel Zwiebelsaft und schmeckt das Ganze mit einem Teelöffel Olivenöl ab.

Frisch: Salat flüssig
100 g Salatsaft vermischt man mit 1 Eßlöffel Zitronensaft. Mit etwas Sauerrahm oder Buttermilch verquirrlen.

Dickflüssig: Tomatensaft
100 g Tomatensaft mit dem Saft einer halben Zitrone vermischen, dazu frische Kräuter geben.

Würzig: Tomaten-Fenchel-Saft
50 g Tomatensaft + 100 g Fenchelsaft werden gut vermischt und mit etwas Hefeextrakt abgeschmeckt.

Bewährte Mischungen für alle Tage sind weiterhin:

0,1 Liter Grapefruitsaft + 0,2 Liter Apfelsaft + 0,2 Liter Tomatensaft.

0,2 Liter Birnensaft, vermischt mit 0,1 Liter Orangensaft und 1 Eßlöffel Zitrone, »abgeschmeckt« mit 1 Prise gemahlenem Zimt.

0,1 Liter Apfelsaft werden mit 0,1 Liter Rote-Bete-Saft verrührt und mit frischen, kleingehackten Kräutern bestreut (z.B. Basilikum).

0,2 Liter Rote Bete + 2 Eßlöffel Petersiliensaft + 0,1 Liter Orangensaft, abgeschmeckt mit Honig oder Melasse (nur als Gewürz gebrauchen).

0,2 Liter Mandarinensaft + 2 Eßlöffel Johannisbeersaft + 1 Prise Kardamonen-Gewürz.

Hinweis: Zahlreiche andere Säfte -sei es aus Erd- oder Brombeeren, aus Blumenkohl, Aprikosen oder Schwarzwurzeln usw.- sind natürlich dem Stoffwechsel jederzeit willkommen. Abwechslung ist die beste Versicherung gegen versteckte Defizite.

Wir haben bei unseren Beispielen bewußt keine bunte Vielfalt walten lassen, um den Beginn nicht zu komplizieren. Am Anfang müssen die einzelnen Zutaten leicht verfügbar sein, das Einkaufen sollte nicht aufwendiger werden.

Etwa im Sommer 1996 werden wir eine kleine Sammlung veröffentlichen, die für Rezeptfreunde eine »Säfte-Reise durch alle Jahreszeiten« anbietet. Interessenten können sich bereits für diese Neuerscheinung vormerken lassen (Umfang ca. 36 Seiten, Verkaufspreis ca. DM 8,–).

Einfache Kniffe machen den Saft zum »Supertrank«

Wer sich die inhaltliche Zusammensetzung von Obst- und Gemüsesorten ansieht, der wird erkennen, daß bei reinen Saftkuren bestimmte essentielle Inhaltsstoffe notwendigerweise zu kurz kommen. Z.B. das Eiweiß oder die B-Vitamine.

Es ist deshalb empfehlenswert, ausgewählte Vitalstoff-Spender des Naturreiches in die Entschlackungskur einzubauen und sich nach Möglichkeit ein- oder zweimal am Tag einen »Supertrank« (wie dies die Amerikaner bezeichnen) zu gönnen. Diesen stellt man her durch die Ergänzung von Säften etwa mit Weizenkeimen oder Bierhefe (auch Lecithin wird in diesem Zusammenhang oft empfohlen).

»Supertrank« mit Weizenkeimen:
Dazu verquirrlt man 1 Eßlöffel Weizenkeime mit Möhren, Orangen und Zitronensaft.

»Supertrank« mit Bierhefe:
1 Eßlöffel Bierhefe (oder noch besser: 2 Eßlöffel flüssige Bierhefe) werden verquirrlt mit Grapefruit und Apfelsaft und etwas Vitamin-C-Pulver.

»Supertrank« mit Blütenpollen:
1 Eßlöffel Blütenpollen (bzw. 1 Teelöffel mikropulverisierter Blütenpollen) vermischt man mit einem Teelöffel Lecithin (Apotheke) oder Sanddorn-Extrakt und dem Saft von 2 Äpfeln und etwas Roten Beten und Spinat.

So könnte ein Rohsäftetag (+ etwas Rohkost) aussehen

Vorbereitung: Am Abend zuvor zwei kleinere Äpfel gründlich waschen. Eher saure Sorten auswählen als süße.

Jeweils in einer Dessertschale einweichen: ca. 20 Mandeln und ca. 5 Teelöffel Sonnenblumenkerne.

Morgens
Die beiden Äpfel gleich nach dem Aufstehen, kleingeschnitten verzehren. Langsam kauen.

Vormittags
1 Glas Orangensaft (ggf. Blutorangen) mit etwas Zitronensaft und einem Schuß Mineralwasser vermischen.

Mittags
2 Glas Saft aus Roten Beten, Karotten sowie 1 Eßlöffel Kräutersaft (je nach Beschwerden: Weißdornsaft bei Herz-Kreislaufleiden beispielsweise, oder Artischocke bei Leberstörungen).
Dazu einige Mandeln und Sonnenblumenkerne.

Nachmittags
1 Apfel und 1 Grapefruit.

Abends
1 Glas Tomatensaft (aus etwa 200 g Frucht), vermischt mit dem Saft aus frischen Kräutern (Schnittlauch, Petersilie, Dill) und bestreut mit Gewürzen.

Jahreszeitliche Besonderheiten:

Frühling: Frische Wildpflanzen, als Saft und als Zugabe zum Salat und zu Salatsaucen.
Sommer: Saft aus frischen Erdbeeren, Kirschen, Himbeeren u.ä.
Herbst: Traubensaft, mehrmals täglich, Birnensaft.
Winter: Säfte aus Kohlgemüse (Blumenkohl, Grünkohl, Kohlrabi, Brokkoli, Rotkohl u.a.), Fenchel.

Oder probieren Sie es mit einem Obsttag nach W. Heupke

Er beginnt mit1 Tasse Kräutertee (Hagebutte), und gegessen werden dazu 50 bis 100 g getrocknete Feigen und 1 Apfelsine.

Zum zweiten Frühstück bereitet man sich einen

* Salat aus Apfelsinen, Äpfeln und gegebenenfalls Kirschen u.ä., kleingeschnitten und bestreut mit gehackten Hasel- und Walnüssen.

Als Mittagessen verzehrt man etwa
* 400 g Obst (z.B. Erdbeeren und Äpfel, je zur Hälfte), dazu
* 200 g Nüsse und
* 50 g Rosinen.

Zum Nachmittags-(Kräuter-)Tee gibt es
* 50 g Datteln und etwa
* 200 g Bananen.

Das Abendessen schließlich besteht aus je
* 100 g Apfelsinen, Bananen und Äpfeln,
* 100 g getrockneten Feigen und
* 100 g Nüssen.

Wer sich diesen Fahrplan ansieht, wird als erstes gleich bemerken, daß er es »in sich hat«. Wer sportliche Hochleistungen erbringen möchte oder schwer körperlich arbeiten muß, wird mit einer solchen Kost gut zurechtkommen. Ansonsten jedoch sollten Abstriche gemacht werden, was sehr leicht bei den Trockenfrüchten oder bei den Nüssen getan werden kann.

Heupke empfahl überdies, zusätzlich den Tee mit Zucker zu süßen, ebenso den Obstsalat. Wer auf solche Süße nicht verzichten mag, sollte auf Honig -in Maßen- zurückgreifen.

Rigoros entlasten: Säfte-Fasten nach Dr. Gerhard

Das Säfte-Fasten wird etwa sieben Tage lang praktiziert.

Zum Frühstück werden abwechselnd
* zwei Zitronen ausgepreßt und mit etwas Honig und soviel Mineralwasser vermischt, daß es etwa 1/4 Liter ergibt. Die Flüssigkeit wird dann in kleinsten Schlucken langsam getrunken.

Oder es wird ein Saft aus
* Möhren, Roten Beten und Tomatensaft bereitet.

Mittags gibt es
* 1 Glas Karotten- oder Traubensaft, vermischt mit dem Saft einer Zitrone.

Abends eine ebenso »große« Menge an Obst- und Gemüsesaft.

Ergänzt wird dieser schmale Speisezettel durch darmreinigende Maßnahmen und der innerlichen Anwendung von Heilerde (jeden 2. Tag morgens 1 Teelöffel Heilerde in 1 Glas Mineralwasser trinken).

Wer so verfährt, der »fastet« in der Tat - trotz Nahrungsaufnahme.

Für wenige Tage ist dagegen nichts einzuwenden. Bei längerer Anwendung allerdings sollte das Fasten unter Kontrolle durchgeführt werden. (Erfahrene Fastenleiter, Ärzte, Heilpraktiker; eine Liste von Veranstaltern von »Fastenwochen für Gesunde« ist bei unserem Verlag gegen DM 2,- in Briefmarken erhältlich: VGG, Postfach 1217, 76663 Bad Schönborn).

Oder man modifiziert den Speiseplan selbständig und aus einer vertieften Kenntnis der Körpererfordernisse sowie unserer Lebensmittel heraus: einmal indem man die zugeführten Säftemengen deutlich erhöht.

Zum anderen durch den Einbezug von außergewöhnlichen Vitalstoffträgern, von Lebensmitteln mit »großer Wirkstoffdichte«, wie man diese in Fachkreisen nennt. Dazu zählen die oben erwähnten Ergänzungsmittel wie etwa Bierhefe, Weizenkeime oder Blütenpollen.

Einige Bemerkungen zur »Küchentechnik der Entschlackung«

Entschlackungskuren erfordern in der Regel keine umfangreichen Vorbereitungen oder Investitionen. Wir können von heute auf morgen damit beginnen.

Die Rohstoffe -vor allem das Obst und Gemüse sowie einige wertsteigernde Beigaben- stehen üblicherweise schon vorher zumindest gelegentlich auf dem Einkaufszettel und sind leicht zu besorgen.

Probleme macht allenfalls dann die Verarbeitung der Früchte.

Dazu genügt jedoch oft die gute Grundausstattung des bundesdeutschen Küchengeräte-Parks. Allerdings sollte ein Mixer vorhanden sein (z.B. ein Stabmixer), mit dem sich Säfte verquirrlen und Zutaten zerkleinern lassen.

Ein unbedingtes »Muß« gilt hinsichtlich des Entsafters. Wer die Entschlackung zum Lebensprogramm erheben will, sollte auf diesen Punkt besondere Sorgfalt verwenden und sich im Fachhandel ausführlich beraten lassen.

Natürlich kommen nur Kalt-Entsafter in Frage, und nicht etwa Gerätschaften, die den Saft durch Hitzeeinwirkung (Dampfentsaftung) gewinnen.

Es gibt inzwischen zahlreiche Fabrikate, die eine relativ zeit- und platzsparende Bereitung von frischen Säften ermöglichen (Saftzentrifugen). Die Reinigung der Geräte nach Gebrauch wurde vereinfacht, und zum Teil werden die Rückstände automatisch in einen separaten Behälter ausgeworfen.

Orangen-, Zitronen- oder Grapefruit-Säfte können in speziellen Pressen, von denen es in jedem Haushalt welche gibt, gewonnen werden.

Für Beerenfrüchte sollte man sich eine kleine Fruchtpresse (Handpresse) im Fachhandel, die sich auch zur Gewinnung von Saft aus Trauben oder Melonen eignet, besorgen.

Besondere Entschlackungs-Kuren

Vorausschicken sollte man, daß die folgenden »Einform-Diäten« zur Entlastung des Körpers gedacht sind. Der Vorwurf der Einseitigkeit trifft in diesem Zusammenhang zwar zu und doch auch daneben: Wer den Körper umstimmen möchte, muß sowohl Masse wie Vielfalt der angebotenen Nahrung »zurückfahren«. Hinzu kommt, daß die verschiedenen Lebensmittel unterschiedlich effektiv dazu beitragen können, den erwünschten Zweck (Gewichtsabnahme, Entgiftung) zu erreichen, wobei zwei Grundvoraussetzungen sich jedoch durchgesetzt haben: die bewußte Einschränkung des Fett- und Eiweißverzehrs.

Mayr-Kur

Bei dieser Kur handelt es sich um eine Art Vermächtnis der längst versunkenen K und K-Monarchie. Als es während des 1. Weltkrieges wieder einmal mit Nachschub und Verpflegung nicht so recht klappte, machte der Militärarzt Franz Xaver Mayr (1875-1965) in Sarajewo eine seltsame Entdeckung: zwar nicht mit Wasser und Brot, aber doch nur mit geringen Rationen von Milch und Weißbrot verköstigt, machten die Genesung bei vielen Soldaten schnellere Fortschritte als bei »gut« versorgten Leidensgenossen.

Diese Beobachtung baute Mayr in den folgenden Jahrzehnten zu einem ganzen System aus, bei dem heute die Regeneration der Verdauungsorgane und -kräfte im Vordergrund steht.

Melkfrische Kurmilch und altbackene Brötchen mit »richtigem« Quellwert (zähe, »elastisch-derbe« Konsistenz, weder zu weich noch zu hart und trocken) stehen dabei im Mittelpunkt.

Die Mayr-Kur versteht sich als Entlastungsbehandlung, eignet sich natürlich nicht zur Dauerernährung (in diesem Falle würde Wirkstoffmangel drohen) und bringt nur kurmäßig, also vorübergehend angewendet die erwünschten Wirkungen hervor. Zahlreiche Kurhäuser und Fachkliniken bieten vor allem in Österreich und Deutschland die Möglichkeit, solche Kuren unter fachlicher Anleitung und bei Beachtung individueller körperlicher Leiden und Gegebenheiten durchzuführen.

Info: Gesellschaft der Mayr-Ärzte e. V., A-9082 Maria Wörth-Dellach.

Schroth-Kur

Was die Schroth-Kur zu bieten hat, klingt fast nach Gelagen: »Trinktage« mit trockenem, leichten Weißwein nämlich in Abwechslung allerdings mit »Trockentagen«. Dieser Wechsel soll ein »Drainagewirkung« auf den Organismus ausüben und die Gewebe durchspülen.

Geradezu Berühmtheit erlangten auch die »Schroth-Packungen«, bei denen der Kurgast über Stunden hin in feuchte Tücher gehüllt wird. Kalorienreduzierte Kostpläne und zahlreiche bädermedizinische Anwendungen aktivieren die Entschlackungsvorgänge zusätzlich.

Auch für die Schroth-Kur gilt: geeignet gewiß als vorübergehende Maßnahme zur Ausleitung und Gewichtsreduktion. Keine Eignung als »Dauerernährung«.

Info: Schrothbund e. V., Postfach 10, 87534 Oberstaufen, Telefon 08386/2024.

Molkekur

Schon im Alten Rom war diese Behandlungsweise bekannt und beliebt, besonders als Mittel der Schönheitspflege und zur Gewichtsreduktion. Man hat die Molkekur auch als eines der »großen klassischen Verjüngungsmittel« (Böhmig) bezeichnet. Der Höhepunkt dieser Bewegung liegt übrigens schon rund 200 Jahre zurück, als es überall im Alpenraum berühmte Molkekurorte (z.T. auf der Basis von Ziegenmilch) gab.

Auch hier gilt: eine richtiggehende Molke-Fastenkur sollte man am besten unter Aufsicht in einem entsprechenden Kurhaus durchführen.

Andererseits läßt sich Molke auch zuhause sehr gut in einen entschlakkenden Reduktions- und Entschlackungsspeiseplan einbauen (z.B. »Molke-Frühstück« beim Morgenfasten). Gute Kur-Molke-Produkte gibt es im Reformhaus.

Dabei empfiehlt es sich, ähnlich zu verfahren wie während der Frischsaft-Tage: die Wahl geeigneter Heilpflanzenzubereitungen (am besten als Frischsaft oder -weniger aufwendig- als Tee) forciert das Tempo des Körpers beim Umschalten auf Ausscheidung: Brennessel, Artischocke,

Löwenzahn sind hierbei besonders zu empfehlen.

Im Verlaufe einer Untersuchung in einem Kneipp-Kurhaus (Molke + Heilkräutersaft + Reduktionskost) zeigte sich, daß eine solche Kur geeignet ist, Bluthochdruck, erhöhte Cholesterinwerte und Übergewicht zu vermindern und Harnsäure abzubauen. Die Glucosetoleranz -bei Diabetikern beeinträchtigt- verbesserte sich. Gestörte Darmfunktionen wurden reguliert.

Insgesamt gesehen entsprachen diese Ergebnisse dem, was der Patient sich von einer ausgewogenen Reduktionskur versprechen darf.

Das Herz-Kreislaufsystem und der Stoffwechsel wurden entlastet, Risikofaktoren vermindert.

Für die leicht abführende Wirkung der Molkekur ist der enthaltene Milchzucker verantwortlich. Die ebenfalls vorhandene Milchsäure begünstigt das Gedeihen einer erwünschten, gesunderhaltenden Darmbesiedelung mit Bakterien.

Noch etwas Warenkunde zum besseren Verständnis: Trinkmolke ist ein Nebenprodukt der Quarkherstellung. Die dabei anfallende Sauermolke wird filtriert und gegebenenfalls mit speziellen Bakterienkulturen geimpft und später dann pasteurisiert.

Charakteristisch ist der hohe Wassergehalt. Eiweiß und vor allem Fett sind dagegen nur in ganz geringen Mengen vertreten. Neben Milchzukker und Milchsäure weist Molke noch B-Vitamine und Mineralstoffe auf. 100 ml enthalten nur 24 kcal.

Die Stärken der Molkekur kommen vor allem für den zum tragen, der abnehmen will und muß. Die Molke selbst ist kein »Protz«, was werthaltige Inhaltsstoffe angeht, und eine entsprechende Reduktionsdiät sollte nur -wie beim Fasten- während eines überschaubaren Zeitraums durchgeführt werden.

Kartoffeldiät

Diese kalorienreduzierte Entschlackungskost, neuerdings von Köhnlechner besonders propagiert, wirkt entwässernd und entlastet Kreislauf und Verdauung.

Auf den Teller kommt mit der Kartoffel eine kohlenhydrat- und eiweißhaltige (19 Aminosäuren!) Frucht, die darüber hinaus noch Ballaststoffe enthält.

Allerdings steckt der besondere Gehalt, was die Wirkstoffe angeht, in oder direkt unter der Schale, und diese mitzuverzehren ist nicht jedermanns Sache.

Ein weiterer Nachteil besteht darin, daß Kartoffeln üblicherweise nicht roh verzehrt werden können.

Warum nimmt man nun bei der Kartoffeldiät ab?

Wir erhalten weniger Energie zugeführt (500 g Kartoffeln ergeben etwa 400 kcal), als der Körper benötigt. In der Folge werden deshalb Glykogen und Fett im Körper als Notversorgungsaggregate mobilisiert. Außerdem wird während der Kur, besonders am Anfang, viel Wasser ausgeschieden, bedingt vor allem durch den hohen Kaliumgehalt der Knolle.

Da bei einer solchen Reduktionskost ausreichend Kohlenhydrate zugeführt werden, schlägt der Energiemangel ziemlich direkt auf die »Fettpölsterchen« durch.

Geeignet für eine solche Kur sind vor allem Pellkartoffeln u.ä. und nicht etwa gesalzene Chips oder Pommes frites.

Der Journalist Klaus Oberbeil kommt in seinem Buch »Der Diät-Test« im Zusammenhang mit der Kartoffel-Kur zu folgendem Urteil: »Diese Diät ist sowohl zum kurzfristigen wie auch zum langfristigen Abnehmen sehr gut geeignet. Eine nahezu ausschließliche Kohlenhydraternährung mit Kartoffeln stellt unter allen Diäten die geringste Belastung für den Stoffwechsel dar«.

Trotzdem - wir haben es hier mit erhitzter Nahrung zu tun, um eine Kost, die in ihrem ursprünglichen Wert gemindert ist. Sie enthält nicht die Fülle und Breite an (über-) lebenswichtigen Wirkstoffen, wie sie notwendig sind, um das Erneuerungswerk -mit dem jede Entschlakkungskur untrennbar verbunden sein sollte- zu bewerkstelligen.

Die Kartoffeldiät ist eine Entlastungsdiät, mit der -je nach Kalorienmenge- erhebliche Gewichtabnahmen zu erzielen sind. Ohne Ergänzung im Hinblick auf roh und frisch verzehrte Nahrung und die dadurch vermittelten Vitalstoffe kann sie jedoch nicht zu den eigentlichen Regenerationskuren gezählt werden.

Reisdiät

Auch mit -sparsam bemessenen und salzlosen- Reismahlzeiten kann wirksam »abgespeckt« werden. Die Ausscheidungsprozesse werden gefördert, Herz und Kreislauf entlastet.

Für die Reisdiät gelten ähnliche Beurteilungen, wie bereits im Zusammenhang mit den Kartoffel-Kuren getroffen. Die Getreideart ist gut verdaulich und ballaststoffreich. Letzteres gilt natürlich nur für die »nichtpolierte« Version, also den Naturreis.

In der Regel wird man den Reis mit zahlreichen anderen Zutaten kombinieren, z.B. mit Bohnengerichten (Soja; oft wird Fleisch mitserviert), um die biologische Wertigkeit des Eiweißes zu erhöhen.

Dies bezeichnet auch schon die Schwäche dieser Diät. Denn sowohl der Reis als auch die anderen Haupt-Zutaten werden vor dem Verzehr erhitzt. Die Stützen und Streben der Ernährungsweise ruhen also auf denaturiertem Fundament.

Beliebt und erfolgreich sind entsprechende Kuren dennoch wegen des offensichtlichen Abnahme-Erfolges, wegen ihrer entwässernden Wirkung und dadurch, daß -bei einem Kalorien-Limit von 800 bis 1200 kcal- Bewegung in die Fettpölsterchen kommt.

Wer unbedingt schnell abnehmen will oder muß, kann sich für einige Wochen darauf mit Gewinn einlassen; als Perspektive sollte jedoch der sich anschließende Übergang zu einer frischkostorientierten Ernährungsweise nicht aus dem Blickfeld geraten.

Bibliographie

Hermann Gerhard: **Saftfasten**. Obst- und Gemüsesäfte als flüssige Heilmittel. Hippokrates Verlag, Stuttgart.

Gerhard Jäger: **Die Grüne Kur**. Mosaik Verlag, München 1985.

Norbert Messing: **Die Säure-Basen-Balance**. Verlag Ganzheitliche Gesundheit, Bad Schönborn 1994 (64 Seiten, DM 14,-).

Norbert Messing: **Die Darmflora**. Verlag Ganzheitliche Gesundheit, Bad Schönborn 1995 (32 Seiten, DM 8,50).

Norbert Messing: **Der Obst-Gemüse-Faktor**. Verlag Ganzheitliche Gesundheit, Bad Schönborn 1995 (32 Seiten, DM 8,50).

Helmut Oberritter: **Die aktuelle Vitamin- und Mineralstofftabelle**. Falken Verlag, Niedernhausen 1990.

Erich Rauch/Peter Kruletz: **Heilkräuterkuren**. Haug Verlag, Heidelberg.

L. Schlegel/F. Strauß: **Rohkost und frische Säfte**. Walter-Verlag, Olten und Freiburg/Breisgau 1964.

Ernst Schneider: **Nutze die Heilkraft unserer Nahrung**. 2 Bände. Saatkorn-Verlag, Hamburg 1985.

Chris Stadtlaender: **Gesund durch Pflanzensäfte**. Ehrenwirt Verlag, München 1987.

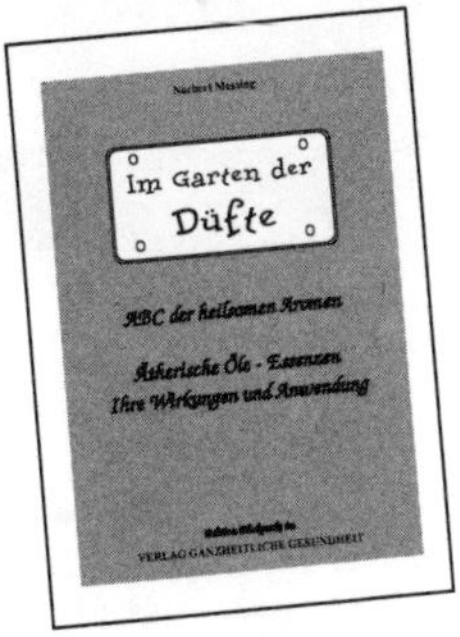

80 Seiten, DM 15,-

Neu: »Garten der Düfte«

In dieser Neuerscheinung erfahren Sie alles über die Möglichkeiten (und Grenzen) heilsam-balsamischer Duftöle für alle Lebenslagen, für kranke und gesunde Tage.

Aus dem Inhalt: ● Therapie mit Aromen? ● Was sind »ätherische Öle« oder »Essenzen«? ● Hauptwirkungsweise der Duftöle ● Duftöle in der Anwendung (Inhalation, Massage, Einnahme, Duftlampe) ● Lexikon der Duftöle (von Anis bis Zypresse).

Ratgeber Fastenkuren

- mit einem ABC des Heilfastens (Buchinger, Mayr, Breuß u.a.)
- einer ausführlichen Vorstellung zahlreicher Fastenhäuser für Klinik, Kur und Urlaub in Wort und Bild.

Ein unentbehrlicher Ratgeber für Entschlackung und Abnehmen ohne Risiko!

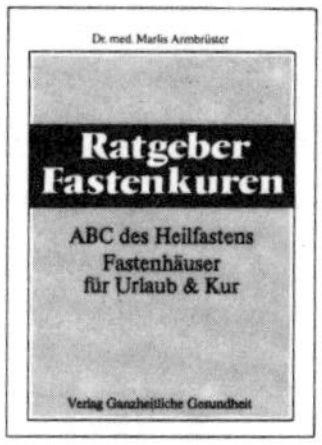

64 Seiten, DM 12,-

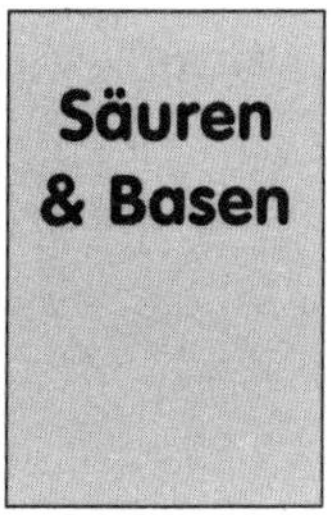

ca. 60 Seiten, DM 14,-

neu! im August 1994

Die Säure-Basen-Balance

Macht ● ***Übersäuerung*** krank? Wie lassen sich Risiken erkennen und meistern? Neue Hinweise zur Möglichkeit der ● ***Lebensverlängerung***. Praktische Tips zur ***Schutzkost*** (Basen-Plus-Ernährung). Umfassende Tabellen geben Auskunft zum ● ***Säure- und Basengehalt aller üblichen Lebensmittel***, und zwar auf der Grundlage ● ***neuester Analysenwerte!***

neu!

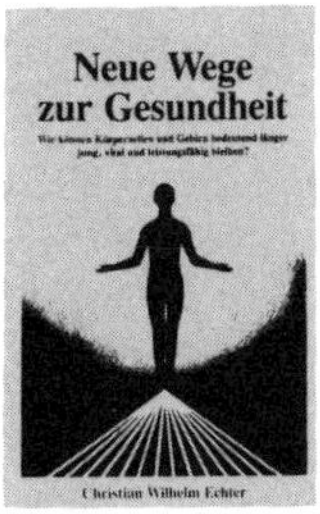

196 S., geb., DM 26,-

Neue Wege zur Gesundheit

... eröffnet mit dieser Neuerscheinung ein bekannter Ernährungsexperte und erfahrener Seminarleiter:

- Wie bremst man den Alterungsprozeß der Körperzellen?
- Der präzise funktionierende Darm: ein solides Fundament, um länger jung, gesund und vital zu bleiben.
- Welche speziellen Heilwirkungen haben die einzelnen Gemüse-, Obst-, Getreide- und Kräutersorten?
- Tips bei Verdauungsstörungen und Kostumstellung. Natürliche Enzymquellen.
- 21 pikante und symbiosefreundliche Rezepte zur Regeneration der lebenswichtigen Darmflora!

Zilgrei – Aktiv gegen den Schmerz!

Zilgrei ist ein neuartiges Selbsthilfesystem bei Schmerzen (Rheuma, Migräne u.a.) und kombiniert

- therapeutische Bewegung sowie
- eine spezielle Tiefenatmung.

Es hat sich in vielen Fällen bewährt, wo andere Maßnahmen versagten.

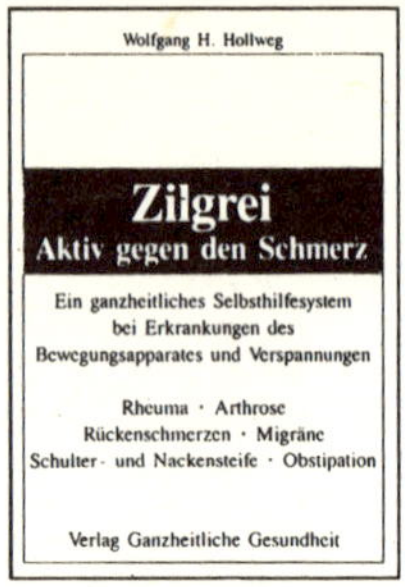

63 Seiten, DM 14,–

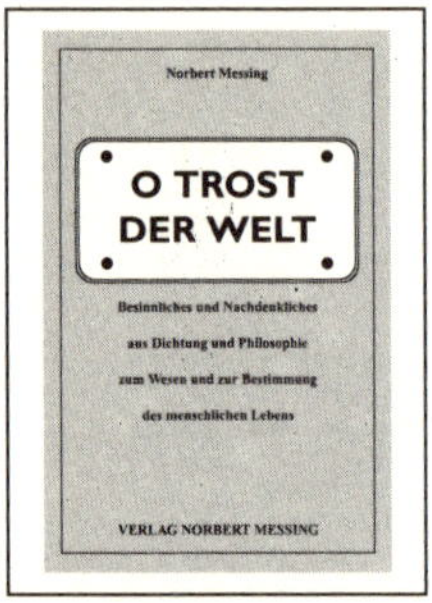

O Trost der Welt

Ein ermunterndes Geschenk für sich und Nahestehende. Das kleine Buch gibt ● wertvolle Gedanken aus Dichtung und praktischer Philosophie weiter, die Mut machen, ● gelassener, freudvoller seine Tage zu verbringen und zur wahren ● Lebenskunst zu finden. Die Themen sind zeitlos: Liebe, Heimat, Natur, Glück, Gesundheit, Beruf(ung) ...

48 Seiten, DM 10,-

Zellenergie durch Q10

In diesem neuen Ratgeber erfahren Sie alles Wissenswerte zum eben erst entdeckten

- neuen Vitamin Q10, einem Spurenstoff aus der Gruppe der Coenzyme.

Es hat sich gezeigt, daß das Coenzym für die

- Arbeit des Herzen unerläßlich ist und die
- Zellen mit jener Energie beliefert, die sie vor Funktionsverlusten und vorzeitigem Altern schützt.

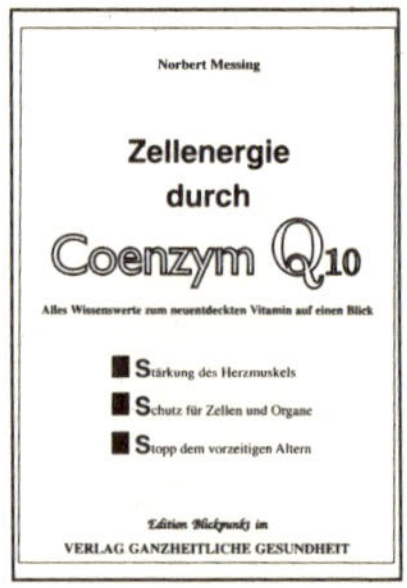

32 Seiten, DM 8,50

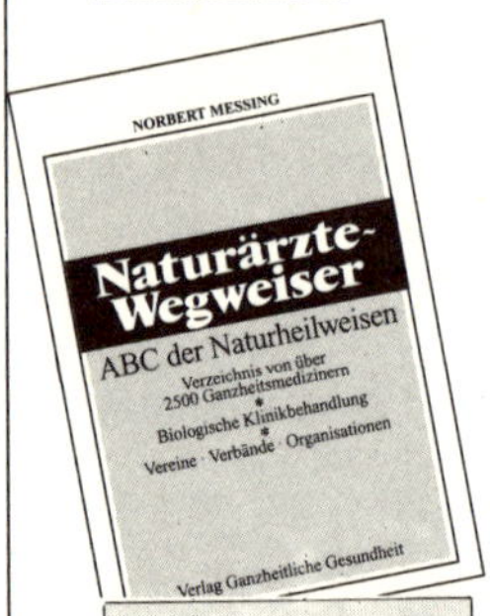

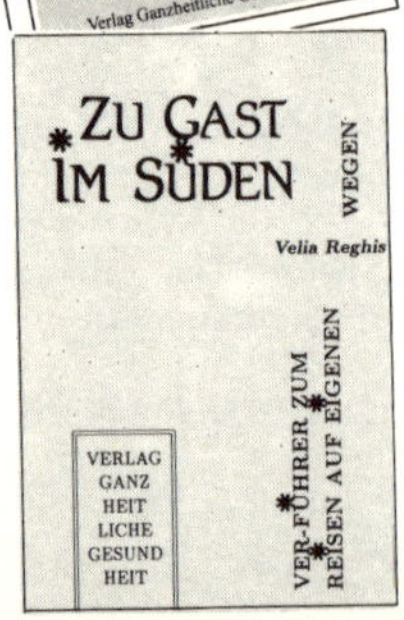

neu! im Juni 1994

Naturärzte-Adressen

»NATURÄRZTE WEGWEISER« (5. Auflage, ca. 140 S., DM 16,80). Anschriften von rund 4.500 Naturheilärzten. ABC der Naturheilweisen. Aktuelle Liste von Ganzheitskliniken und anderes mehr!

***

Der Ratgeber **»ZU GAST IM SÜDEN«** vermittelt gesunde, kreative, vollwertige, spirituelle Alternativen in südlichen Gefilden, z.B. in Italien, Spanien, Frankreich, Griechenland (310 Seiten, DM 22,80).